# Il Ritmo del Benessere Guida Completa alla Dieta Intermittente

*Scopri il Potere della Tua Alimentazione*

*Esplora i Vantaggi della dieta intermittente*

*con 50 Ricette basilari*

*Consigli Pratici per una Vita Sana e Sostenibile*

# *Enrico Solari*

Copyright © 2024 Enrico Solari



Codice ISBN:**9798879314816**

# Introduzione alla Dieta Intermittente

## Il Concetto di Base

La dieta intermittente è un approccio nutrizionale che si concentra sulla regolazione temporale dell'assunzione di cibo, spostando l'attenzione non solo su cosa mangiare, ma anche su quando farlo. Il concetto di base si fonda sull'alternanza tra periodi di digiuno e finestre di alimentazione, con l'obiettivo di ottimizzare la salute e la gestione del peso.

### Il Digiuno Come Meccanismo di Guarigione:

Il cuore di questo concetto è l'idea che il corpo umano, quando privato di cibo per un periodo di tempo, attiva una serie di meccanismi di guarigione e autoregolamentazione. Durante il digiuno, il corpo passa da uno stato di assorbimento e utilizzo di energia proveniente dal cibo a uno stato di utilizzo delle riserve energetiche interne, come il glicogeno e, successivamente, i depositi di grasso.

### Rigenerazione e Ottimizzazione Metabolica:

I periodi di digiuno permettono al corpo di dedicare risorse alla rigenerazione cellulare e alla riparazione dei tessuti. Questo processo è noto come autofagia, in cui le cellule "mangiano" componenti danneggiate o non necessarie, contribuendo a mantenerle più vitali e funzionali.

## Stabilizzazione dei Livelli di Zucchero nel Sangue:

Un altro aspetto cruciale della dieta intermittente è la sua capacità di contribuire alla stabilizzazione dei livelli di zucchero nel sangue. Durante il digiuno, la sensibilità insulinica può migliorare, aiutando a prevenire picchi e cali improvvisi di glucosio nel sangue, fattori che sono spesso associati a problemi metabolici.

## Modulazione degli Ormoni:

La dieta intermittente influisce anche sulla produzione ormonale, con un aumento dell'adrenalina e dell'ormone della crescita durante il digiuno. Questo può promuovere la combustione dei grassi e la conservazione della massa muscolare.

Questo approccio non solo fornisce un metodo alternativo di gestione del peso, ma può anche svolgere un ruolo cruciale nel migliorare la salute metabolica, regolare gli ormoni e promuovere la vitalità cellulare.

# Storia e Evoluzione

## Ingredienti Storici

La dieta intermittente non è solo una moda moderna, ma

un rituale alimentare radicato nella storia umana. In questo capitolo, viaggiamo indietro nel tempo attraverso i sapori e i profumi delle epoche passate per scoprire le radici e l'evoluzione di questa pratica unica.

## Antiche Tradizioni Culinarie:

Le origini della dieta intermittente affondano le radici nelle antiche tradizioni culinarie di molte culture. In molte società antiche, il digiuno era spesso associato a rituali spirituali e cerimoniali, un modo di purificare il corpo e l'anima. Dall'antica Grecia a civiltà come quella romana, e persino nelle pratiche dell'Islam con il mese di Ramadan, il digiuno periodico era un aspetto essenziale della vita quotidiana.

## Approcci Storici:

Nel Medioevo europeo, il digiuno veniva praticato come penitenza e in alcuni periodi dell'anno, come la Quaresima, il digiuno era comune. L'approccio alla dieta intermittente è stato spesso influenzato da credenze culturali e religiose, creando una varietà di pratiche alimentari attraverso i secoli.

## Rinascimento e Medicina Tradizionale:

Con il Rinascimento, la medicina tradizionale iniziò a considerare il digiuno come un mezzo per promuovere la salute. Personaggi storici come Paracelso, un medico e alchimista svizzero del XVI secolo, sottolineavano i benefici terapeutici del digiuno come modo per rinnovare il corpo.

## Evoluzione Moderna:

L'evoluzione della dieta intermittente nel mondo moderno è stata accelerata dalla ricerca scientifica. Nel XIX e XX secolo, le ricerche sulla fisiologia del digiuno e sui suoi impatti sulla salute hanno fornito una base scientifica alla pratica. Il lavoro di pionieri come il premio Nobel Albert Szent-Györgyi ha contribuito a cambiare la percezione del digiuno come un atto puramente ascetico.

## Innovazioni Contemporanee:

Negli ultimi decenni, la dieta intermittente è stata riscoperta e ridefinita, sostenuta da studi scientifici che ne confermano i benefici. Con l'accesso alle informazioni globali, questa antica pratica è ora diventata un fenomeno globale, abbracciato da persone in cerca di approcci nutrizionali innovativi.

Attraverso il tempo, la dieta intermittente ha affrontato molte sfide e ha vissuto molte trasformazioni, ma le sue radici nella storia e nella cultura umana rimangono profondamente ancorate. Ora, armati di una comprensione più profonda del suo passato, possiamo esplorare più a fondo come questa pratica si è evoluta nel contesto contemporaneo, unendo tradizione e modernità nel nostro percorso verso la salute e il benessere.

# Benefici Scientificamente Provati

Nel vasto menu della dieta intermittente, i benefici scientificamente provati costituiscono il piatto principale. In questo sottocapitolo, esploriamo i sapori e i sapori della ricerca che conferma i vantaggi tangibili per la salute derivanti da questa pratica nutrizionale innovativa.

## 1. Perdita di Peso Sostenibile:

La dieta intermittente si presenta come un elegante chef che offre la possibilità di una perdita di peso sostenibile. Numerosi studi hanno dimostrato che questa pratica può essere efficace nel ridurre il grasso corporeo e migliorare la composizione corporea. Il digiuno periodico stimola la mobilizzazione dei depositi di grasso, rendendolo una scelta deliziosa per chi cerca un approccio equilibrato alla gestione del peso.

## 2. Salute Metabolica Raffinata:

Il nostro palato scientifico apprezza i toni raffinati della salute metabolica migliorata con la dieta intermittente. Questa pratica è stata associata a una maggiore sensibilità insulinica, contribuendo a mantenere i livelli di zucchero nel sangue sotto controllo. L'effetto benefico si estende anche alla riduzione dei fattori di rischio associati a malattie metaboliche come il diabete di tipo 2.

## 3. Sostenitore della Funzione Cognitiva:

La dieta intermittente è come una sinfonia per il cervello, armonizzando la funzione cognitiva. Ricerche recenti suggeriscono che il digiuno periodico può migliorare la plasticità cerebrale e proteggere il cervello contro l'infiammazione. Ciò può tradursi in una maggiore chiarezza mentale, concentrazione e persino nella riduzione del rischio di malattie neurodegenerative.

## 4. Riduzione dell'Infiammazione:

Con un tocco delicato, la dieta intermittente può ridurre l'infiammazione nel corpo, un fattore chiave in molte malattie croniche. La pratica ha dimostrato di influenzare positivamente i marcatori infiammatori, creando un ambiente interno che favorisce la salute e la guarigione.

## 5. Ormoni in Armonia:

I sapori della dieta intermittente si mescolano bene con l'armonia ormonale. Il digiuno periodico può influenzare positivamente gli ormoni coinvolti nel metabolismo, tra cui l'insulina, il glucagone e l'ormone della crescita. Questo equilibrio ormonale favorisce la combustione dei grassi e il mantenimento della massa muscolare.

# Vantaggi della Dieta Intermittente

Benvenuti al banchetto dei vantaggi della dieta intermittente, un festoso caleidoscopio di benefici che delizieranno il vostro corpo e il vostro spirito. In questo capitolo, esploreremo in dettaglio i molteplici vantaggi che questa pratica nutrizionale innovativa può offrire.

## Perdita di Peso e Gestione

Il primo piatto del nostro banchetto dei vantaggi della dieta intermittente ci conduce attraverso un viaggio delizioso nella sfera della perdita di peso e della gestione corporea. È qui che i sapori dell'arte culinaria della dieta intermittente si svelano in tutta la loro magnificenza.

### 1. Digiuno Controllato, Peso Ridotto:

La dieta intermittente si presenta come un esperto chef che compone una sinfonia di orari di digiuno e finestre di alimentazione. Questo equilibrio sapiente è il segreto per una perdita di peso sostenibile. Studi dimostrano che il digiuno periodico induce il corpo a attingere alle riserve di grasso per ottenere energia, promuovendo così una riduzione del grasso corporeo senza compromettere la massa muscolare.

## 2. Riduzione dell'Assunzione Calorica Complessiva:

Uno degli ingredienti chiave della dieta intermittente nella perdita di peso è la riduzione dell'assunzione calorica complessiva. Le finestre di alimentazione limitate incoraggiano una consapevolezza alimentare, spingendo il corpo a trarre il massimo beneficio da ogni boccone. Questo approccio può essere più sostenibile rispetto a diete restrittive a lungo termine, mantenendo il piacere del cibo senza eccessi.

## 3. Equilibrio Metabolico:

L'arte della dieta intermittente si esprime anche nel mantenimento di un equilibrio metabolico. Questo approccio regola gli ormoni chiave, tra cui l'insulina, favorendo la combustione dei grassi e prevenendo i picchi e le cadute improvvise di zucchero nel sangue. Questo rende la perdita di peso più efficace e duratura, mantenendo il corpo in armonia.

## 4. Preservazione della Massa Muscolare:

Contrariamente a molte diete che possono portare a una perdita significativa di massa muscolare, la dieta intermittente è un maestro nella conservazione del tessuto muscolare. Il digiuno periodico incoraggia il corpo a utilizzare il grasso come fonte di energia, proteggendo così la massa muscolare. Questo non solo aiuta a mantenere la forza fisica ma contribuisce anche a mantenere un metabolismo attivo.

### 5. Sostenibilità a Lungo Termine:

Un tocco distintivo della dieta intermittente nella perdita di peso è la sua sostenibilità a lungo termine. La varietà di approcci, come il digiuno 16/8 o la dieta 5:2, permette alle persone di adattare la pratica alle proprie preferenze e stili di vita, rendendola più probabile da mantenere nel tempo.

# Miglioramento della Salute Metabolica

Dopo aver assaporato le delizie della perdita di peso con la dieta intermittente, immergiamoci ora nel secondo atto del nostro banchetto - il miglioramento della salute metabolica. Qui, la dieta intermittente si presenta come un coreografo esperto, guidando il corpo in un'elegante danza di regolazione metabolica.

### 1. Sensibilità Insulinica Raffinata:

Il primo passo nella danza metabolica è l'affinamento della sensibilità insulinica. La dieta intermittente dimostra la sua abilità nel regolare la risposta insulinica del corpo, favorendo la sua efficacia nell'abbassare i livelli di zucchero nel sangue. Questo è particolarmente rilevante per coloro che cercano di prevenire o gestire il diabete di tipo 2.

## 2. Controllo degli Zuccheri nel Sangue:

Il secondo movimento coreografico è il controllo magistrale degli zuccheri nel sangue. Grazie al digiuno periodico, la dieta intermittente crea un ambiente interno che mantiene stabili i livelli di glucosio. Ciò non solo fornisce benefici immediati per la salute, ma può anche aiutare a prevenire lo sviluppo di condizioni legate a picchi e cadute improvvise di zucchero nel sangue.

## 3. Riduzione del Rischio di Diabete di Tipo 2:

La dieta intermittente, come un bravo coreografo che anticipa ogni mossa, è associata a una riduzione significativa del rischio di sviluppare il diabete di tipo 2. Gli studi indicano che questa pratica può contribuire a prevenire la resistenza insulinica, un fattore chiave nella patogenesi del diabete di tipo 2.

## 4. Promozione della Saletta Metabolica:

Il balletto metabolico della dieta intermittente va oltre il semplice controllo degli zuccheri nel sangue. Questa pratica nutrizionale supporta la salute metabolica nel suo complesso, influenzando positivamente i lipidi ematici, riducendo i trigliceridi e favorendo un profilo lipidico più sano. Questo è essenziale per mantenere un cuore sano e ridurre il rischio di malattie cardiovascolari.

## 5. Riduzione dell'Infiammazione Metabolica:

L'ultimo passo di questa danza metabolica è la riduzione dell'infiammazione. La dieta intermittente, come un artista che armonizza le note discordanti, può ridurre l'infiammazione sistemica nel corpo. Ciò non solo supporta la salute metabolica, ma è anche collegato a una riduzione del rischio di malattie croniche legate all'infiammazione.

# Supporto alla Funzione Cognitiva

Nel terzo atto del nostro festino con la dieta intermittente, ci immergiamo nei sapori avvolgenti del supporto alla funzione cognitiva. Immaginate un abbraccio nutriente per la mente, una sinfonia di aromi che eleva la chiarezza mentale e accende le scintille della nostra capacità cognitiva.

## 1. Energia Sostenibile per la Mente:

La dieta intermittente, come un amico fidato, offre energia sostenibile per la mente. Il digiuno periodico stimola la produzione di chetoni, una fonte di energia alternativa per il cervello. Questa fonte di energia stabile può migliorare la concentrazione e ridurre le oscillazioni dell'umore, creando un ambiente mentale più equilibrato.

## 2. Protezione contro l'Infiammazione Cerebrale:

In un atto di protezione premurosa, la dieta intermittente

difende la mente contro l'infiammazione. Questa pratica nutrizionale è associata a una riduzione dell'infiammazione cerebrale, un fattore chiave nelle malattie neurodegenerative. Questo atto di protezione può contribuire a preservare la salute cognitiva a lungo termine.

## 3. Plastica Cerebrale Favorita:

Come un insegnante attento, la dieta intermittente incoraggia la plasticità cerebrale. Gli studi indicano che il digiuno periodico può aumentare la produzione di fattori neurotrofici, sostanze chimiche che favoriscono la crescita e il mantenimento delle cellule cerebrali. Questa plasticità cerebrale può tradursi in una mente più agile e adattabile.

## 4. Chiarezza Mentale e Concentrazione:

Il supporto alla funzione cognitiva con la dieta intermittente si manifesta in una chiarezza mentale sorprendente. Coloro che seguono questa pratica nutrizionale spesso riferiscono una maggiore chiarezza di pensiero e una migliore concentrazione durante i periodi di digiuno, contribuendo così a una produttività mentale più elevata.

## 5. Riduzione del Rischio di Malattie Neurodegenerative:

L'atto finale di questo abbraccio alla funzione cognitiva è la riduzione del rischio di malattie neurodegenerative. La dieta intermittente, con la sua capacità di ridurre l'infiammazione e promuovere la plasticità cerebrale, può svolgere un ruolo chiave nella protezione contro condizioni come l'Alzheimer e il Parkinson.

## Riduzione dell'Infiammazione

Nel nostro cammino culinario attraverso i benefici della dieta intermittente, approfondiamo ora il piacere gustoso della riduzione dell'infiammazione. Questo sottocapitolo è come un balsamo che avvolge il corpo, creando un'armonia interna che sfiora ogni aspetto del nostro benessere.

### 1. Raffinata Modulazione Infiammatoria:

Come uno chef esperto che regola sapientemente gli ingredienti, la dieta intermittente modula con precisione la risposta infiammatoria del corpo. Gli studi indicano che il digiuno periodico può ridurre i livelli di citochine proinfiammatorie, contribuendo così a creare un ambiente interno meno suscettibile a processi infiammatori cronici.

### 2. Riduzione del Dolore e dell'Infiammazione Cronica:

Immaginate il sollievo come un piatto ricco e saporito. La dieta intermittente, con la sua capacità di ridurre l'infiammazione sistemica, può contribuire al sollievo di condizioni dolorose come l'artrite e altri disturbi infiammatori cronici. Questo è come una carezza di conforto per coloro che cercano un sollievo naturale.

## 3. Protezione Cardiovascolare:

L'effetto benefico della dieta intermittente si diffonde come un riverbero di salute. Questa pratica nutrizionale è associata a una riduzione dei fattori di rischio cardiovascolare, compresa la pressione sanguigna e i livelli di colesterolo. Questo non solo migliora la salute del cuore ma contribuisce anche a proteggere contro malattie cardiovascolari.

## 4. Sostegno al Sistema Immunitario:

La dieta intermittente, come un amico leale, offre sostegno al sistema immunitario. Riducendo l'infiammazione, questa pratica nutrizionale può migliorare la risposta immunitaria, rendendo il corpo più resistente alle malattie infiammatorie.

## 5. Armonizzazione dell'Equilibrio Metabolico e Infiammatorio:

Come un maestro che dirige un'orchestra, la dieta intermittente armonizza l'equilibrio metabolico e infiammatorio. Riducendo l'infiammazione sistemica, questa pratica contribuisce a un ambiente interno che favorisce una salute generale equilibrata e duratura.

# Modalità di Applicazione della Dieta Intermittente

Nel terzo atto del nostro viaggio gastronomico con la dieta intermittente, esploreremo le varie modalità di applicazione di questa pratica nutrizionale. Come un menu ricco di opzioni, questo capitolo offre una panoramica dettagliata delle diverse metodologie che consentono ai lettori di adattare la dieta intermittente al proprio stile di vita e preferenze.

## Digiuno 16/8 - La Finestra Classica

La Finestra Classica del Digiuno 16/8 è come il canto principale nel coro della dieta intermittente, una modalità ben radicata e apprezzata per la sua semplicità e flessibilità. In questa modalità, il giorno viene diviso in due fasi distinte: una finestra di alimentazione di 8 ore seguita da un periodo di digiuno di 16 ore. Questa struttura offre una guida chiara senza richiedere cambiamenti drastici nello stile di vita.

### 1. Inizio della Finestra di Alimentazione:

Il giorno inizia con la gioia di aprire la Finestra di Alimentazione. Questo periodo di 8 ore può essere adattato alle preferenze personali, facilitando l'integrazione della dieta intermittente nella vita quotidiana. Ad esempio, se si preferisce una colazione tardiva, la finestra può iniziare a mezzogiorno, continuando fino alle 8 di sera.

## 2. Flessibilità Negli Orari:

La Finestra Classica offre flessibilità negli orari, permettendo ai partecipanti di adattare la loro routine giornaliera. Questa caratteristica rende più agevole l'aderenza a questo schema, consentendo a coloro che preferiscono pasti più abbondanti a pranzo di farlo senza restrizioni e di godere di una cena soddisfacente.

## 3. Consistenza nella Routine:

La chiave del successo della Finestra Classica è la consistenza. Mantenere orari regolari per la Finestra di Alimentazione crea una routine giornaliera prevedibile, facilitando l'aderenza a lungo termine. Questa costanza aiuta il corpo a sincronizzarsi con il ritmo di alimentazione e digiuno, ottimizzando così gli effetti desiderati.

## 4. Benefici per la Salute:

Gli effetti positivi sulla salute della Finestra Classica sono evidenti. Questa modalità è associata a una gestione del peso più efficace, una migliore sensibilità insulinica e una maggiore chiarezza mentale durante i periodi di digiuno. La consistenza nel rispettare la finestra di alimentazione contribuisce a consolidare questi benefici nel tempo.

**5. Sostenibilità a Lungo Termine:**

La Finestra Classica del Digiuno 16/8 è progettata per essere sostenibile a lungo termine. La sua natura flessibile permette di adattarsi facilmente a diverse routine di vita senza causare sensazioni di restrizione e privazione. Questo la rende una scelta attraente per coloro che cercano una modalità di dieta intermittente equilibrata e sostenibile.

In conclusione, la Finestra Classica del Digiuno 16/8 è come un ritmo tradizionale, un'opzione nutrizionale ben equilibrata che offre benefici tangibili senza richiedere un cambiamento radicale nella vita quotidiana. La sua semplicità e flessibilità la rendono una modalità di dieta intermittente accessibile e gratificante per molti.

# La Dieta 5:2 - Alternanza Calorica

La Dieta 5:2, con la sua alternanza di abbondanza calorica e moderazione, è come un balletto affascinante nel mondo della dieta intermittente. Questa modalità offre una via per sperimentare i benefici del digiuno periodico senza impegnarsi in restrizioni quotidiane estreme.

**1. Struttura della Dieta 5:2:**

Il cuore pulsante di questa modalità è la struttura della Dieta 5:2. Durante cinque giorni della settimana, i partecipanti possono godere di una dieta normale e bilanciata. Nei rimanenti due giorni, noti come giorni di "digiuno", l'apporto calorico è ridotto a circa 500-600 calorie al giorno per le donne e 600-700 calorie per gli uomini.

## 2. Flessibilità nei Giorni di Digiuno:

Un tocco distintivo della Dieta 5:2 è la flessibilità nei giorni di digiuno. Gli individui possono scegliere quando inserire questi giorni, adattandoli al proprio programma settimanale. Alcuni preferiscono distribuirli durante la settimana, mentre altri li programmano in successione. Questa libertà contribuisce a una maggiore aderenza.

## 3. Adattamento Graduale:

La Dieta 5:2 offre un adattamento graduale al digiuno periodico. La presenza di giorni normali tra quelli di digiuno fornisce una transizione più morbida rispetto ad approcci più rigidi. Questo può facilitare l'accettazione di questa modalità da parte di coloro che sono nuovi al concetto di digiuno intermittente.

## 4. Benefici Cardiovascolari e Metabolici:

Questa modalità di dieta intermittente è associata a diversi benefici per la salute. Gli studi suggeriscono che la Dieta 5:2 può migliorare la sensibilità insulinica, ridurre i livelli di zucchero nel sangue e contribuire a una gestione del peso più efficace. Inoltre, offre vantaggi per la salute cardiovascolare, come la riduzione della pressione sanguigna e dei livelli di colesterolo.

**5. Sostenibilità a Lungo Termine:**

La Dieta 5:2 è progettata con la sostenibilità a lungo termine in mente. La sua struttura flessibile e l'alternanza tra giorni di digiuno e normale alimentazione la rendono più adattabile agli stili di vita occupati. Questa sostenibilità è fondamentale per coloro che cercano una modalità di dieta intermittente che possa essere mantenuta nel tempo.

In conclusione, la Dieta 5:2 è come un'alternanza ben orchestrata tra ricchezza e moderazione. Offre un equilibrio tra giorni di alimentazione normale e giorni di digiuno, fornendo ai partecipanti una via accessibile per sperimentare i benefici del digiuno periodico senza richiedere cambiamenti estremi nella routine quotidiana.

## Digiuno a Intervalli - Adattamento Creativo

Il Digiuno a Intervalli, come una danza libera sulla scena della dieta intermittente, offre un'esperienza di adattamento creativo. Questa modalità è come un telaio aperto, consentendo ai partecipanti di dipingere la loro routine nutrizionale con pennellate di flessibilità e creatività.

## 1. Flessibilità nella Durata del Digiuno:

Il cuore di questa modalità è la flessibilità nella durata del digiuno. Gli individui possono adattare i loro intervalli di digiuno in base alle loro preferenze e alle esigenze del momento. Può coinvolgere digiuni più brevi, come il popolare schema 12/12, o intervalli più estesi, come il 20/4. Questa adattabilità permette una maggiore personalizzazione.

## 2. Scelta degli Orari di Digiuno:

Un elemento chiave del Digiuno a Intervalli è la scelta degli orari di digiuno. Alcuni preferiscono iniziare il digiuno al mattino, posticipando la prima colazione, mentre altri potrebbero optare per il digiuno nel pomeriggio o alla sera. Questa libertà di scelta consente di adattare il digiuno al ritmo naturale della giornata.

## 3. Adattamento alla Propria Energia:

Questa modalità incoraggia gli individui ad adattare il digiuno alla propria energia quotidiana. Alcuni potrebbero trovare più facile digiunare al mattino, sfruttando la propria energia naturale, mentre altri potrebbero preferire il digiuno nel pomeriggio o alla sera. Questo adattamento crea un'esperienza più armoniosa con il proprio ritmo biologico.

## 4. Variazioni Settimanali o Giornaliere:

Il Digiuno a Intervalli consente variazioni settimanali o giornaliere. Gli individui possono scegliere di adottare un approccio più strutturato, alternando giorni di digiuno con giorni di alimentazione normale, o possono optare per una flessibilità giornaliera, adattando il digiuno in base alle esigenze quotidiane.

## 5. Benefici Multifunzionali:

Questa modalità offre una gamma di benefici multifunzionali. Gli studi indicano che il Digiuno a Intervalli può migliorare la sensibilità insulinica, promuovere la perdita di peso e fornire vantaggi per la salute cardiometabolica. Questa flessibilità crea un'opzione accessibile per coloro che desiderano sperimentare i benefici del digiuno intermittente in modo creativo.

In conclusione, il Digiuno a Intervalli è come una danza libera sulla scena della dieta intermittente, permettendo ai partecipanti di adattare creativamente il loro schema nutrizionale. La flessibilità nelle durate, negli orari e nelle variazioni crea un'esperienza di adattamento personalizzato che risuona con il desiderio di libertà nella gestione della dieta.

# Digiuno Occasionale - Flessibilità a Sprazzi

Il Digiuno Occasionale è come un assaggio occasionale per

il palato del digiuno intermittente. Questa modalità offre la flessibilità a sprazzi, consentendo ai partecipanti di sperimentare i benefici del digiuno senza impegnarsi in un regime fisso di restrizioni.

## 1. Scelta di Giorni Specifici:

Il cuore di questa modalità è la scelta di giorni specifici per il digiuno. Gli individui possono decidere di digiunare solo quando si sentono ispirati o quando le circostanze lo permettono. Questa flessibilità è ideale per coloro che desiderano godere dei vantaggi occasionali del digiuno senza impegnarsi in una routine regolare.

## 2. Adattamento a Eventi Speciali:

Un elemento distintivo del Digiuno Occasionale è la sua adattabilità a eventi speciali. Ad esempio, se si prevede un pasto abbondante durante una festa o un evento sociale, il digiuno può essere pianificato in anticipo o in seguito per compensare, offrendo una soluzione flessibile per adattarsi alle esigenze della vita.

## 3. Alternanza con Altre Modalità:

Il Digiuno Occasionale si presta bene all'alternanza con altre modalità di dieta intermittente. Gli individui possono combinare il digiuno occasionale con schemi più regolari, adattando la loro pratica nutrizionale alle esigenze e ai desideri del momento. Questa alternanza offre una gamma di opzioni per sperimentare i benefici del digiuno in modi diversi.

### 4. Maggiore Adattabilità a Programmi Variabili:

Questa modalità si adatta bene a programmi variabili e impegni in evoluzione. La flessibilità del Digiuno Occasionale consente di integrare il digiuno in modo più adattabile, ad esempio, durante periodi di maggiore stress o quando il tempo è limitato per pianificare pasti regolari.

### 5. Benefici per il Benessere Occasionale:

Anche se adottato solo occasionalmente, il Digiuno Occasionale offre comunque benefici per il benessere. Gli studi suggeriscono che anche il digiuno sporadico può migliorare la sensibilità insulinica, promuovere la perdita di peso e fornire vantaggi per la salute metabolica.

In conclusione, il Digiuno Occasionale è come un assaggio occasionale della dieta intermittente. Offre flessibilità a sprazzi, permettendo ai partecipanti di assaporare i benefici del digiuno senza impegnarsi in una pratica regolare. Questa modalità è ideale per coloro che cercano un approccio più libero e flessibile alla gestione della dieta.

## Adattamento a Esigenze Specifiche - Il Tavolo su Misura

L'Adattamento a Esigenze Specifiche è come un tavolo su

misura nel mondo della dieta intermittente, creando un capolavoro culinario personalizzato che si adatta alle esigenze individuali. Questa modalità offre un livello avanzato di personalizzazione, permettendo ai partecipanti di modellare la loro esperienza di digiuno secondo le proprie esigenze uniche.

## 1. Personalizzazione della Finestra di Alimentazione:

Il cuore di questa modalità è la personalizzazione della Finestra di Alimentazione. Gli individui possono adattare la durata della finestra in base alle proprie preferenze e necessità, permettendo una maggiore flessibilità. Questa personalizzazione può coinvolgere finestre più lunghe o più corte a seconda della routine quotidiana.

## 2. Variabilità Negli Orari di Digiuno:

Un elemento distintivo dell'Adattamento a Esigenze Specifiche è la variabilità negli orari di digiuno. Gli individui possono sperimentare con diverse lunghezze di digiuno e determinare quale si adatta meglio al loro ritmo biologico e alle esigenze di energia. Questa varietà consente una personalizzazione avanzata.

## 3. Modulazione Settimanale o Mensile:

Questa modalità consente la modulazione settimanale o mensile. Gli individui possono adattare il loro schema di dieta intermittente in base alle esigenze della settimana o del mese, permettendo una maggiore flessibilità durante periodi di maggiore o minore impegno.

## 4. Adattamento a Obiettivi Specifici:

L'Adattamento a Esigenze Specifiche consente agli individui di adattare la loro pratica nutrizionale in base a obiettivi specifici. Se l'obiettivo principale è la perdita di peso, la gestione dell'energia o la salute metabolica, questa modalità permette una personalizzazione dettagliata per raggiungere quegli obiettivi specifici.

## 5. Integrare con Piani Alimentari Esistenti:

Questa modalità si presta bene all'integrazione con piani alimentari esistenti. Gli individui possono adattare la dieta intermittente alla loro dieta preferita, incorporando pasti e cibi che amano. Questo facilita l'aderenza e permette di godere dei benefici del digiuno senza dover stravolgere completamente le abitudini alimentari.

In conclusione, l'Adattamento a Esigenze Specifiche è come un capolavoro culinario personalizzato. Questa modalità avanzata di dieta intermittente offre una flessibilità totale, consentendo ai partecipanti di creare un'esperienza di digiuno su misura che si adatta perfettamente alle loro esigenze individuali e obiettivi di benessere.

# La Scienza Dietro la Dieta Intermittente

## Impatto Sul Metabolismo

Il metabolismo, intricata coreografia di processi energetici nel corpo umano, è il palcoscenico in cui la dieta intermittente si esibisce con maestria, influenzando la danza delle reazioni chimiche che governano il nostro benessere metabolico.

### 1. Ottimizzazione della Gestione Energetica:

**Regolazione del Consumo Energetico:** La dieta intermittente si distingue per la sua capacità di regolare il consumo energetico. Durante i periodi di digiuno, il corpo impara ad essere più efficiente nell'uso delle risorse energetiche, ottimizzando la produzione di energia e contribuendo a una gestione equilibrata delle calorie.

**Ruolo della Termogenesi:** La termogenesi, processo di produzione di calore nel corpo, è stimolata dalla dieta intermittente. Questa elevazione della temperatura corporea contribuisce a un aumento del dispendio energetico, promuovendo una gestione metabolica più efficiente.

## 2. Modulazione del Metabolismo dei Grassi:

**Ossidazione dei Grassi**: Un punto chiave è l'ossidazione dei grassi, dove la dieta intermittente favorisce l'uso di depositi di grasso come fonte principale di energia durante i periodi di digiuno. Ciò contribuisce alla riduzione dell'accumulo di grasso corporeo.

**Riduzione dell'Accumulo di Adiposità**: La dieta intermittente modula il metabolismo lipidico, riducendo l'accumulo di adiposità. Questo impatto positivo sulla composizione corporea è sostenuto dalla capacità del corpo di utilizzare efficacemente i lipidi come risorsa energetica.

## 3. Impatto sulla Sensibilità Insulinica:

**Gestione degli Zuccheri nel Sangue**: La dieta intermittente esercita un'influenza benefica sulla gestione degli zuccheri nel sangue, favorendo una risposta insulinica più sensibile. Ciò è particolarmente rilevante per la prevenzione di picchi glicemici e per la gestione di condizioni come l'insulino-resistenza.

**Ruolo della Riduzione del Picco Insulinico**: La pratica del digiuno intermittente contribuisce a ridurre i picchi insulinici, promuovendo una risposta insulinica più controllata durante i periodi di alimentazione. Questo può essere fondamentale per la prevenzione di problemi metabolici legati all'insulina.

## 4. Equilibrio Tra Anabolismo e Catabolismo:

**mTOR e l'Equilibrio Metabolico**: La proteina mTOR, giocatore chiave nella regolazione dell'equilibrio tra processi anabolici e catabolici, è influenzata positivamente dalla dieta intermittente. Questo bilancio favorevole contribuisce alla gestione metabolica complessiva.

**Promozione dell'Autofagia**: La dieta intermittente promuove l'autofagia, un processo cellulare di pulizia e riciclo. Questo meccanismo contribuisce all'equilibrio metabolico eliminando componenti cellulari danneggiate o non più funzionali, supportando la salute a lungo termine.

# Ormoni e Dieta Intermittente

## 1. Leptina e la Regolazione della Sazietà:

**Il Custode della Sazietà**: La leptina è come il custode della sazietà, e la dieta intermittente gli offre il palcoscenico per esibirsi al meglio. Durante il digiuno, questa messaggera sazietà lavora per regolare il nostro appetito, aiutandoci a evitare il sovrapporsi con il pasto successivo.

**Bilanciare il Balletto Leptinico**: La dieta intermittente sostiene il delicato equilibrio nel balletto leptinico. Aiuta a mantenere viva la comunicazione tra la leptina e il nostro corpo, evitando che questa ballerina della sazietà perda la sua grazia.

## 2. Grelina e il Controllo della Fame:

**La Sirena della Fame**: La grelina è come la sirena della fame, ma la dieta intermittente addolcisce il suo canto. Durante il digiuno, questa sirena si placa, riducendo la sensazione di fame e rendendo più agevole il controllo delle calorie.

**Regolare il Ritmo Grelinico**: La dieta intermittente accompagna la grelina in una danza controllata. Contribuisce a stabilire un ritmo nella produzione di questa messaggera, riducendo l'effetto travolgente del suo richiamo alla tavola.

## 3. Cortisolo: Stress e Regolazione Energetica:

**Digiuno come Yoga per il Cortisolo**: La dieta intermittente è come una sessione di yoga per il cortisolo, l'ormone dello stress. Durante il digiuno, questa pratica aiuta a moderare la risposta del cortisolo, donando tranquillità al nostro sistema energetico.

**Un Duetto Armonioso tra Cortisolo e Insulina**: La dieta intermittente stabilisce un duetto armonioso tra cortisolo e insulina. Questo duetto regolare contribuisce a mantenere una risposta ormonale equilibrata, essenziale per la gestione del peso e la salute generale.

## 4. Modulazione dell'Insulina e del Glucagone:

**Sensibilità Insulinica Ritrovata**: La dieta intermittente è come un allenatore di sensibilità insulinica, aiutando il nostro corpo a rispondere meglio all'insulina. Questo supporto è come un incoraggiamento per il nostro corpo a gestire meglio il glucosio nel sangue.

**Il Valzer Insulina-Glucagone**: La pratica del digiuno intermittente invita l'insulina e il glucagone a danzare in un valzer ben coordinato. Questa danza favorisce la mobilitazione delle risorse energetiche, aiutando il nostro corpo a gestire i grassi e lo zucchero con armonia.

## Effetti sulla Salute a Lungo Termine

### 1. Gestione del Peso a Lungo Termine:

**Stabilità Ponderale**: Uno degli effetti chiave a lungo termine della dieta intermittente è la stabilità ponderale. La pratica regolare del digiuno periodico può contribuire a mantenere un peso corporeo sano nel corso del tempo, supportando la gestione del peso.

**Prevenzione del Sovrappeso e dell'Obesità**: La dieta intermittente emerge come un alleato nella prevenzione del sovrappeso e dell'obesità a lungo termine. Il suo impatto positivo sulla composizione corporea può ridurre il rischio di condizioni legate all'eccesso di peso.

### 2. Salute Metabolica Duratura:

**Controllo della Glicemia**: La dieta intermittente ha un

impatto duraturo sul controllo della glicemia. Attraverso la modulazione dell'insulina e la gestione del glucosio, supporta una salute metabolica costante, riducendo il rischio di condizioni legate al diabete.

**Protezione Cardiovascolare**: Nel lungo periodo, la dieta intermittente può offrire protezione cardiovascolare. Riducendo la pressione sanguigna, i livelli di colesterolo e l'infiammazione, contribuisce a preservare la salute del cuore e dei vasi sanguigni.

## 3. Riduzione del Rischio di Malattie Croniche:

**Effetti Antinfiammatori**: La dieta intermittente mostra effetti antinfiammatori a lungo termine. Questo riduce il rischio di sviluppare malattie croniche legate all'infiammazione, contribuendo a promuovere un invecchiamento sano.

**Impatto sulla Longevità**: Gli effetti cumulativi della dieta intermittente possono influenzare positivamente la longevità. Attraverso la gestione del peso, la salute metabolica e la riduzione dell'infiammazione, contribuisce a un invecchiamento più sano.

## 4. Benefici Neurologici e Cognitivi a Lungo Termine:

**Protezione dal Declino Cognitivo**: La dieta intermittente offre una potenziale protezione dal declino cognitivo a lungo termine. Attraverso meccanismi come la riduzione dell'infiammazione e la promozione dell'autofagia, può sostenere la salute cerebrale nel corso degli anni.

**Miglioramento delle Funzioni Cognitive**: Nel lungo periodo, la dieta intermittente può contribuire a un miglioramento delle funzioni cognitive. I suoi effetti sulla neuroplasticità e la produzione di fattori neurotrofici possono supportare una mente più attiva e resiliente.

# Consigli Pratici per Implementare la Dieta Intermittente

## Preparazione del Piano Settimanale

La chiave per il successo nella dieta intermittente risiede nella pianificazione e nell'organizzazione. Creare un piano settimanale ti aiuterà a mantenere la coerenza e a raggiungere i tuoi obiettivi. Segui questi passaggi per preparare un piano settimanale efficace:

1. Identifica il Tuo Obiettivo:

   Prima di iniziare, stabilisci chiaramente il tuo obiettivo con la dieta intermittente. Che sia perdita di peso, miglioramento della salute o altro, avere un obiettivo chiaro ti darà la direzione necessaria.

2. Scegli il Metodo di Digiuno:

   In base al tuo stile di vita e preferenze, seleziona il metodo di digiuno che meglio si adatta a te (ad esempio, 16/8, 5:2, digiuno a intervalli). Considera la tua routine quotidiana e i momenti in cui è più facile per te digiunare.

3. Creare un Calendario Settimanale:

   Prendi carta e penna e crea un calendario

settimanale. Etichetta i giorni della settimana e segna gli orari in cui seguirai il tuo regime di digiuno. Ricorda di includere anche gli allenamenti e gli appuntamenti importanti.

## 4. Pianifica i Pasti:

Per ogni giorno, pianifica i pasti che consumerai durante la finestra di alimentazione. Assicurati di includere cibi nutrienti e bilanciati per garantire un apporto adeguato di proteine, carboidrati, grassi sani, vitamine e minerali.

## 5. Lista della Spesa:

Basandoti sul tuo piano settimanale, crea una lista della spesa dettagliata. Acquista ingredienti freschi e salutari che si adattino ai tuoi piani alimentari.

## 6. Prepara i Pasti in Anticipo:

Risparmia tempo preparando alcuni pasti in anticipo, come insalate, zuppe o porzioni di proteine cotte. Questo renderà più facile seguire il piano durante la settimana.

## 7. Monitora e Adatta:

Tieni traccia dei tuoi progressi e adatta il piano se necessario. Se incontri difficoltà in alcuni giorni, cerca di capire le sfide e apporta le modifiche necessarie.

8. Flessibilità:

Sii flessibile nel tuo approccio. La vita è dinamica, e potrebbero verificarsi imprevisti. Adatta il tuo piano in base alle esigenze, ma cerca di mantenere la coerenza nel raggiungere i tuoi obiettivi.

9. Supporto Sociale:

Coinvolgi amici o familiari nella tua dieta intermittente. Condividere l'esperienza con gli altri può rendere il percorso più motivante e divertente.

10. Celebrare i Successi:

Celebrare i piccoli successi lungo il percorso. Questo ti motiverà a continuare e a mantenere uno stile di vita sano.

Seguendo questi passaggi e adattandoli alle tue esigenze personali, sarai in grado di creare un piano settimanale pratico e sostenibile per implementare con successo la dieta intermittente nella tua vita quotidiana.


## Gestione degli Alimenti durante il Digiuno

Mentre segui la dieta intermittente, la gestione degli

alimenti durante il periodo di digiuno è fondamentale per garantire il successo e il benessere. Ecco alcuni consigli pratici per gestire gli alimenti durante il digiuno:

1. Idratazione Essenziale:

Durante il periodo di digiuno, è essenziale mantenere un adeguato stato di idratazione. Bevi acqua regolarmente per evitare la disidratazione e per contribuire a ridurre la sensazione di fame.

2. Tè e Caffè Consentiti:

Tè e caffè senza zucchero sono generalmente consentiti durante il digiuno e possono aiutare a sopprimere l'appetito. Assicurati di non aggiungere calorie aggiuntive con zucchero o latte.

3. Frutta e Verdura Fresca:

Se senti la necessità di uno spuntino durante il digiuno, opta per frutta e verdura fresca a basso contenuto calorico. Questi possono fornire una sensazione di sazietà senza compromettere il digiuno.

4. Integratori per il Digiuno:

Alcuni integratori come l'acido linoleico coniugato (CLA) o l'olio MCT possono supportare il digiuno e fornire energia senza influenzare negativamente il processo di digiuno.

## 5. Evita Snack Ad Alto Contenuto Calorico:

Evita snack ad alto contenuto calorico durante il periodo di digiuno. Anche piccole quantità di cibo possono interrompere il processo di digiuno, compromettendo gli obiettivi.

## 6. Pianifica i Pasti di Rottura del Digiuno:

Pianifica pasti nutrienti e bilanciati per rompere il digiuno. Includi proteine magre, verdure, e carboidrati complessi per fornire al tuo corpo gli elementi nutritivi essenziali.

## 7. Ascolta il Tuo Corpo:

Presta attenzione ai segnali del tuo corpo. Se senti fame durante il periodo di digiuno, valuta se è una fame reale o solo un desiderio. Ascoltare il tuo corpo è essenziale per una gestione efficace degli alimenti.

## 8. Pianificazione delle Attività Fisiche:

Programma le attività fisiche durante la finestra di alimentazione per sfruttare al massimo l'energia derivante dai pasti.

## 9. Evita Alimenti Ad Alto Contenuto di Zucchero:

Gli alimenti ad alto contenuto di zucchero possono causare picchi glicemici, seguiti da un rapido calo di energia. Evitali per mantenere livelli energetici stabili.

10. Monitora i Progressi:

Tieni un diario alimentare per monitorare gli alimenti consumati durante il periodo di digiuno. Questo può aiutarti a identificare schemi e apportare eventuali modifiche.

Seguendo questi consigli, sarai in grado di gestire in modo efficace gli alimenti durante il periodo di digiuno, mantenendo la coerenza e lavorando verso i tuoi obiettivi nella dieta intermittente.

## Integrare l'Esercizio Fisico

L'integrazione dell'esercizio fisico è un elemento cruciale per massimizzare i benefici della dieta intermittente. Ecco alcuni consigli pratici su come incorporare l'attività fisica nel tuo stile di vita durante la dieta intermittente:

1. Pianifica Allenamenti Durante la Finestra di Alimentazione:

Organizza le tue sessioni di allenamento durante la finestra di alimentazione per sfruttare l'energia derivante dai pasti. Questo contribuirà a migliorare le prestazioni e ottimizzare i risultati.

## 2. Esercizio Cardiovascolare:

Include attività cardiovascolari come corsa, nuoto o ciclismo nella tua routine settimanale. Queste attività possono aiutare nella gestione del peso e migliorare la salute cardiovascolare.

## 3. Allenamento di Forza:

L'allenamento di forza è essenziale per preservare la massa muscolare durante la perdita di peso. Dedica almeno due sessioni di allenamento di forza alla settimana, focalizzandoti su tutti i principali gruppi muscolari.

## 4. Attività a Intensità Moderata:

Considera anche attività a intensità moderata come il camminare veloce o lo yoga. Queste attività contribuiscono alla salute generale e possono essere adatte anche durante il periodo di digiuno.

## 5. Flessibilità e Mobilità:

Non trascurare gli esercizi di flessibilità e mobilità. Mantenere un corpo flessibile può ridurre il rischio di infortuni e migliorare la tua esperienza di allenamento.

## 6. Pianifica le Sessioni di Allenamento in Anticipo:

Pianifica le tue sessioni di allenamento settimanali in anticipo. Questo ti aiuterà a integrare l'esercizio nella tua routine quotidiana senza compromettere il tuo impegno verso la dieta intermittente.

## 7. Ascolta il Tuo Corpo:

Ascolta il tuo corpo durante l'esercizio. Se senti stanchezza eccessiva o sperimenti dolori persistenti, considera di adattare l'intensità dell'allenamento o dare al tuo corpo il riposo necessario.

## 8. Varietà nell'Esercizio:

Introduce varietà nella tua routine di allenamento per evitare la monotonia. Cambiare gli esercizi può stimolare nuovi progressi e mantenere alto il tuo interesse.

## 9. Attività che Ti Piacciono:

Scegli attività che ti piacciono. Sarai più propenso a mantenere una routine di esercizio se ti diverti durante l'allenamento.

## 10. Mantieni l'Attività Quotidiana:

Oltre agli allenamenti programmati, cerca di mantenere un livello di attività quotidiana. Sali le scale, cammina di più e cerca opportunità per muoverti nel corso della giornata.

Integrando saggiamente l'esercizio fisico nella tua vita durante la dieta intermittente, potrai ottimizzare i risultati, migliorare la tua salute generale e mantenere uno stile di vita attivo e sostenibile.

# Affinare il Gusto per un Benessere Duraturo

## Sperimentare con Spezie e Erbe

Una componente fondamentale della dieta intermittente è rendere i pasti gustosi e soddisfacenti. Sperimentare con spezie ed erbe può essere un modo eccellente per apportare varietà e gusto alle tue ricette senza compromettere gli obiettivi della dieta. Ecco alcuni suggerimenti pratici:

1. Zenzero e Curcuma:

   Aggiungi zenzero e curcuma alle tue ricette per il loro potenziale anti-infiammatorio. Puoi usarli in tè, frullati o come condimenti per carni magre.

2. Pepe Nero:

   Il pepe nero non solo aggiunge sapore, ma può anche migliorare l'assorbimento della curcuma. Utilizzalo per condire insalate, piatti di carne o verdure grigliate.

3. Cannella:

   La cannella può essere un'aggiunta deliziosa a yogurt, smoothie o avena. Ha anche il vantaggio di stabilizzare i livelli di zucchero nel sangue.

4. Paprika Affumicata:

La paprika affumicata è perfetta per dare un tocco di affumicato a piatti di carne o verdure. Prova ad usarla per dare un sapore unico a zuppe o stufati.

5. Rosmarino e Timo:

Queste erbe aromatiche sono ottime per piatti a base di pollo, pesce o patate. Aggiungile alle marinature o alle salse per un sapore fresco e erbaceo.

6. Coriandolo:

Il coriandolo è ideale per piatti ispirati alla cucina asiatica o messicana. Utilizzalo nelle salse, nei condimenti per il riso o nelle insalate.

7. Menta:

La menta è perfetta per piatti freschi e leggeri. Aggiungila a insalate, bevande o salse per un tocco di freschezza.

8. Aglio e Cipolla:

Aglio e cipolla sono essenziali per molte ricette. Utilizzali per insaporire piatti di carne, verdure, o come base per salse e sughi.

9. Finocchio:

Il finocchio può essere usato per dare un tocco di dolcezza e freschezza a insalate o piatti a base di pesce. Prova a usarlo crudo o cotto.

10. Pepe Rosso:

Il pepe rosso aggiunge un tocco di piccante e colore. Usalo per condire piatti di pasta, salse o piatti di carne.

Esplorare con spezie ed erbe non solo migliora il sapore delle tue pietanze, ma può anche offrire benefici per la salute. Sperimenta con combinazioni diverse e trova quelle che si adattano meglio al tuo gusto personale all'interno della tua dieta intermittente.

## Approfondire la Conoscenza Nutrizionale

Per massimizzare i benefici della dieta intermittente, è essenziale approfondire la tua conoscenza nutrizionale. Capire gli aspetti chiave della nutrizione può aiutarti a prendere decisioni informate quando pianifichi i pasti. Ecco alcuni concetti fondamentali da considerare:

1. Macro e Micronutrienti:

Comprendi l'importanza di equilibrare i macro e micronutrienti. Assicurati di ottenere una quantità adeguata di proteine, carboidrati, grassi sani, vitamine e minerali per sostenere la tua salute generale.

2. Controllare le Porzioni:

Impara a riconoscere le porzioni appropriate per evitare sovraccarichi calorici. Utilizza strumenti come piatti più piccoli o bilance da cucina per aiutarti a monitorare le quantità.

3. Leggere le Etichette Nutrizionali:

Familiarizzati con la lettura delle etichette nutrizionali sugli alimenti confezionati. Presta attenzione alle dimensioni delle porzioni, alle calorie e al contenuto di nutrienti.

4. Comprendere gli Indici Glicemici:

Conosci gli indici glicemici degli alimenti per gestire meglio i livelli di zucchero nel sangue. Scegli carboidrati a basso indice glicemico per mantenere stabili gli zuccheri nel sangue.

5. Fonti di Proteine Complete:

Assicurati di ottenere proteine complete da diverse fonti, come carne magra, pesce, uova, latticini e legumi. Le proteine sono essenziali per la riparazione e la costruzione muscolare.

## 6. Grassi Sani:

Include fonti di grassi sani nella tua dieta, come avocado, noci, semi e olio d'oliva. Questi grassi sono cruciali per la salute del cuore e il benessere generale.

## 7. Fibre:

Aumenta l'assunzione di fibre attraverso frutta, verdura, cereali integrali e legumi. Le fibre migliorano la digestione e contribuiscono a una sensazione di sazietà.

## 8. Monitorare l'Assunzione di Zuccheri Aggiunti:

Limita l'assunzione di zuccheri aggiunti. Scegli fonti di dolcezza naturali, come frutta fresca o miele, quando desideri soddisfare il palato.

## 9. Idratazione:

Mantieni un'adeguata idratazione. L'acqua svolge un ruolo chiave nel supportare tutte le funzioni del corpo, e spesso la sete può essere confusa con la fame.

## 10. Adattare la Dieta alle Esigenze Individuali:

Riconosci che le esigenze nutrizionali possono variare da persona a persona. Adatta la tua dieta alle tue specifiche esigenze, considerando età, sesso, livello di attività fisica e obiettivi personali.

Investire tempo per approfondire la tua conoscenza nutrizionale ti darà gli strumenti necessari per fare scelte alimentari informate e ottimizzare la tua salute complessiva durante la dieta intermittente.

## Mantenere la Variegatezza nei Pasti

La varietà nei pasti non solo rende la dieta intermittente più interessante, ma può anche garantire che ricevi una vasta gamma di nutrienti essenziali. Ecco alcuni suggerimenti per mantenere la varietà nei pasti durante la tua pratica di dieta intermittente:

1. Rotazione delle Proteine:

   Alterna tra diverse fonti di proteine, come carne magra, pesce, uova, latticini, legumi e tofu. Questo assicura che ricevi una gamma completa di aminoacidi essenziali.

2. Colori delle Verdure:

   Scegli una varietà di verdure colorate per ottenere una vasta gamma di antiossidanti, vitamine e minerali. Prova ad incorporare verdure di diversi colori in ogni pasto.

## 3. Cereali Integrali Diversificati:

Varia i cereali integrali nella tua dieta, come quinoa, farro, orzo integrale e avena. Questi cereali offrono diversi nutrienti e contribuiscono a una maggiore sazietà.

## 4. Frutta di Stagione:

Scegli frutta di stagione per garantire freschezza e sapore ottimali. Prova a incorporare frutta sia come spuntino che come parte dei pasti principali.

## 5. Grassi Salutari da Diverse Fonti:

Includi grassi salutari da diverse fonti come avocado, noci, semi e olio d'oliva. Questi grassi forniscono energia e promuovono la salute cardiovascolare.

## 6. Spezie e Erbe Diverse:

Sperimenta con una vasta gamma di spezie ed erbe per dare sapore ai tuoi piatti. Questo non solo rende i pasti deliziosi ma può anche offrire benefici per la salute.

## 7. Alternanza tra Diverse Modalità di Cottura:

Cambia tra diverse modalità di cottura, come grigliare, cuocere al vapore, arrostire e cucinare in padella. Questo aggiunge varietà alla tua esperienza culinaria.

## 8. Esplorare Cucine del Mondo:

Sperimenta con cucine del mondo per scoprire nuovi sapori e tecniche culinarie. Questo può anche ampliare la tua conoscenza su opzioni alimentari salutari.

## 9. Frutta Secca e Semi:

Includi una varietà di frutta secca e semi come spuntino o come aggiunta a insalate e piatti principali. Forniscono nutrienti essenziali e apportano una croccantezza interessante.

## 10. Bevande Nutrienti:

Non dimenticare le bevande. Integra bevande nutrienti come tè verde, infusi di erbe o frullati verdi per ottenere ulteriori benefici per la salute.

Mantenere la varietà nei pasti non solo rende l'esperienza alimentare più appagante ma assicura anche che il tuo corpo riceva una vasta gamma di nutrienti essenziali. Sperimenta con nuovi ingredienti e approcci culinari per mantenere la tua dieta intermittente stimolante e nutriente.

# Risoluzione delle Sfide Comuni

## Affrontare la Fame durante il Digiuno

Affrontare la fame durante il digiuno può essere una sfida, ma con le giuste strategie, puoi gestirla efficacemente. Ecco alcune tecniche per affrontare la fame durante il periodo di digiuno:

1. Idratazione Adeguata:

   Spesso, la sensazione di fame può essere confusa con la sete. Assicurati di bere abbastanza acqua durante il periodo di digiuno. Puoi anche optare per tè o caffè senza zucchero per aumentare la sensazione di sazietà.

2. Fibre ad Alta Densità:

   Scegli cibi ricchi di fibre ad alta densità, come verdure a foglia verde, che possono fornire una sensazione di sazietà duratura. Le fibre rallentano la digestione, mantenendo stabili i livelli di zucchero nel sangue.

3. Alimenti Proteici:

   Priorizza alimenti ricchi di proteine, come uova, carne magra, pesce e latticini. Le proteine contribuiscono a mantenere la sensazione di sazietà per periodi più lunghi.

4. Snack Bilanciati:

Se senti la fame durante il digiuno, opta per snack bilanciati contenenti proteine, grassi sani e fibre. Ad esempio, uno yogurt greco con frutta o una manciata di noci possono essere scelte nutrienti.

5. Pianificazione dei Pasti:

Pianifica i pasti in modo strategico durante la finestra di alimentazione. Distribuisci il tuo apporto calorico in modo uniforme per evitare picchi e cali di energia che possono portare a una maggiore sensazione di fame.

6. Movimento Leggero:

L'attività fisica leggera può aiutare a distrarre dalla fame. Una breve passeggiata o una sessione di stretching possono essere utili durante i momenti di fame.

7. Ascolta il Tuo Corpo:

Impara a distinguere tra la fame fisica e quella emotiva. Ascolta il tuo corpo e rispondi alle sue reali necessità anziché rispondere a impulsi emotivi.

8. Tè alle Erbe:

Il tè alle erbe senza zucchero può essere una bevanda rilassante che contribuisce a ridurre la fame. Opta per opzioni come camomilla, menta o zenzero.

9. Gestione dello Stress:

Lo stress può aumentare la sensazione di fame. Integra pratiche di gestione dello stress, come la meditazione o la respirazione profonda, per mantenere il tuo stato emotivo equilibrato.

10. Graduale Adattamento:

Se stai iniziando la dieta intermittente, permetti al tuo corpo di adattarsi gradualmente. Potrebbe essere necessario del tempo prima che il tuo corpo si abitui al nuovo schema alimentare.

Affrontare la fame durante il digiuno richiede un approccio olistico che coinvolge scelte alimentari intelligenti, una pianificazione dei pasti attenta e strategie per gestire lo stress e le emozioni. Con il tempo, il tuo corpo si adatterà e la gestione della fame diventerà più intuitiva.

## Socializzare e Mangiare Fuori

Socializzare e mangiare fuori durante la dieta intermittente possono presentare sfide, ma con una pianificazione adeguata, puoi goderti gli incontri senza compromettere i tuoi obiettivi. Ecco alcune strategie per affrontare questa sfida:

1. Pianificazione Preventiva:

Quando sai di dover socializzare, pianifica in anticipo. Controlla il menu in anticipo e scegli opzioni che si adattano al tuo piano alimentare.

2. Scelte Consapevoli:

Opta per piatti ricchi di proteine, verdure e grassi sani. Evita cibi ad alto contenuto calorico e poveri di nutrienti.

3. Controllo delle Porzioni:

Mantieni il controllo delle porzioni anche quando mangi fuori. Se i piatti serviti sono più grandi del necessario, considera di dividere con un amico o richiedi una scatola da asporto per il cibo in eccesso.

4. Bevi Acqua o Bevande Senza Calorie:

Bevi acqua o bevande senza calorie durante il pasto. Questo può aiutare a mantenere la sensazione di sazietà senza apportare un eccesso di calorie.

5. Limita gli Alcolici:

Se scegli di bere alcolici, fai attenzione alle calorie extra. Opta per opzioni a basso contenuto calorico e limita il consumo per evitare di compromettere i tuoi progressi.

6. Scegli Ristoranti con Opzioni Salutari:

Quando possibile, scegli ristoranti che offrono opzioni salutari o che sono disposti a personalizzare i pasti in base alle tue esigenze.

7. Comunicazione Aperta:

Sii aperto con gli amici o i membri della famiglia sulla tua scelta di dieta intermittente. Spiega loro il tuo obiettivo e chiedi il loro sostegno nelle scelte alimentari.

8. Evita il Digiuno Rigido:

In situazioni sociali, potresti dover adattare il tuo programma di digiuno. Se necessario, fai un pasto leggero o sposta la finestra di alimentazione.

9. Scegli Occasioni Speciali:

Riserva le indulgenze alimentari per le vere occasioni speciali anziché farle diventare una pratica frequente.

10. Sperimenta Ricette Salutari a Casa:

Invita amici a casa tua e cucina ricette sane che si adattano alla tua dieta. Puoi controllare gli ingredienti e assicurarti che il pasto soddisfi le tue esigenze nutrizionali.

Socializzare e mangiare fuori non dovrebbero essere fonte di ansia durante la dieta intermittente. Con una pianificazione preventiva e scelte consapevoli, puoi goderti i momenti sociali senza compromettere i tuoi progressi verso una vita più sana.

## Adattare la Dieta Intermittente a Stili di Vita Specifici

Adattare la dieta intermittente a stili di vita specifici è fondamentale per garantire flessibilità e sostenibilità nel lungo termine. Ecco come puoi farlo:

1. Dieta Intermittente e Allenamento:

Integra il tuo programma di allenamento con la dieta intermittente. Pianifica i pasti in modo che si allineino con le tue sessioni di allenamento, assicurando di consumare nutrienti prima e dopo l'attività fisica.

2. Dieta Intermittente e Lavoro:

Adatta la tua finestra di alimentazione alle tue esigenze lavorative. Se lavori a turni o hai orari di lavoro irregolari, modifica la finestra di alimentazione di conseguenza, mantenendo comunque il digiuno per un periodo significativo.

3. Viaggi e Fusi Orari:

Se viaggi spesso o attraversi fusi orari, adatta il tuo programma di digiuno e la finestra di alimentazione in base ai nuovi orari. Mantieni l'attenzione sulla qualità del cibo durante i viaggi.

4. Dieta Intermittente e Famiglia:

Coinvolgi la tua famiglia nei tuoi obiettivi. Crea pasti che possano essere adattati sia al tuo piano alimentare che alle esigenze della tua famiglia, favorendo la coesione nelle scelte alimentari.

5. Periodi di Stress o Eventi Speciali:

Durante periodi di stress o in occasioni speciali, potresti dover adattare la tua dieta. Sii flessibile e concentrati sulla scelta di alimenti nutrienti anche quando la routine è disturbata.

6. Donne in Gravidanza o in Allattamento:

Donne in gravidanza o in allattamento dovrebbero consultare un professionista della salute per adattare la dieta intermittent in modo sicuro. La priorità dovrebbe essere la salute della madre e del bambino.

## 7. Adattamenti per Esigenze Mediche:

Chi ha esigenze mediche specifiche dovrebbe discutere con il proprio medico la migliore modalità per adattare la dieta intermittent. Potrebbero essere necessarie modifiche per garantire la salute generale.

## 8. Adattamenti a Specifici Regimi Alimentari:

Se segui un regime alimentare specifico, come il vegetarianismo o il veganismo, integra la dieta intermittente rispettando le tue preferenze alimentari. Assicurati di ottenere tutti i nutrienti necessari.

## 9. Consapevolezza Personale:

Sii consapevole dei segnali del tuo corpo. Se noti cambiamenti significativi nella tua salute o benessere, rivaluta e, se necessario, apporta modifiche alla tua dieta.

## 10. Mantieni la Flessibilità:

La chiave è mantenere la flessibilità. La dieta intermittente dovrebbe adattarsi al tuo stile di vita, non il contrario. Modifica il piano in base alle esigenze, mantenendo sempre l'attenzione sulla salute e il benessere generale.

Adattare la dieta intermittente al tuo stile di vita specifico è fondamentale per il successo a lungo termine. Con attenzione, flessibilità e consapevolezza personale, puoi integrare questa modalità alimentare in modo armonioso nella tua vita quotidiana.

# Riflessioni sulla Dieta Intermittente

## Monitorare e Adattare il Protocollo

Il monitoraggio e l'adattamento del protocollo della dieta intermittente sono essenziali per garantire che la tua esperienza sia sostenibile e adatta alle tue esigenze individuali. Ecco come puoi farlo:

1. Monitoraggio dell'Alimentazione:

   Continua a tenere un diario alimentare per registrare cosa mangi durante la finestra di alimentazione. Registra anche come ti senti dopo i pasti e come influiscono sul tuo livello di energia.

2. Valutazione dell'Equilibrio Nutrizionale:

   Periodicamente, valuta l'equilibrio nutrizionale della tua dieta intermittente. Assicurati di ottenere una varietà di nutrienti essenziali da fonti diverse per supportare la tua salute complessiva.

3. Adattamenti in Risposta ai Progressi:

   In base ai tuoi progressi e alle tue esigenze, considera la possibilità di apportare adattamenti al protocollo. Questi possono includere modifiche alla durata del digiuno, alla finestra di alimentazione o alle scelte alimentari.

## 4. Consapevolezza dell'Aspetto Mentale:

Monitora anche l'aspetto mentale della tua esperienza con la dieta intermittente. Fai attenzione ai segnali di fame, ai livelli di energia e alle eventuali sfide emotive legate al tuo approccio alimentare.

## 5. Consultazione con un Professionista della Salute:

Se sperimenti cambiamenti significativi nella tua salute o hai dubbi sul protocollo, consulta un professionista della salute, come un nutrizionista o un medico. Possono fornire consigli personalizzati in base alle tue esigenze.

## 6. Flessibilità e Regolarità:

Mantieni un approccio flessibile ma regolare alla dieta intermittente. Se noti che un determinato protocollo non è più sostenibile o non produce i risultati desiderati, adatta il piano di conseguenza.

## 7. Ascolto del Corpo:

Ascolta il tuo corpo. Se senti segnali di fame intensa, affaticamento o altri disagi, potrebbe essere il momento di rivalutare il tuo protocollo.

## 8. Periodi di Pausa:

In alcune situazioni, potrebbe essere utile prendersi periodicamente una pausa dalla dieta intermittente. Questo può contribuire a mantenere un rapporto sano con il cibo e prevenire eventuali eccessi alimentari.

## 9. Obiettivi a Lungo Termine:

Rifletti sui tuoi obiettivi a lungo termine e adatta il protocollo di conseguenza. La dieta intermittente dovrebbe essere uno strumento per sostenere la tua salute generale, non una restrizione insostenibile.

## 10. Continuare il Viaggio:

La dieta intermittente è un viaggio continuo. Sperimenta, adatta e impara continuamente. Mantieni l'entusiasmo per mantenere una relazione positiva con il cibo e la tua salute.

Monitorare e adattare il protocollo della dieta intermittente è una parte essenziale del processo. Con una valutazione continua, flessibilità e attenzione ai segnali del tuo corpo, puoi personalizzare questa modalità alimentare per adattarla alle tue esigenze e raggiungere i tuoi obiettivi a lungo termine.

# Celebrare i Successi

Celebrare i successi nella tua esperienza con la dieta intermittente è cruciale per mantenere la motivazione e consolidare il tuo impegno. Ecco alcune strategie per celebrare i tuoi successi:

1. Registro dei Progressi:

Mantieni un registro dei tuoi successi. Annota le tue realizzazioni, sia fisiche che mentali, nel tuo percorso con la dieta intermittente. Può essere la perdita di peso, miglioramenti nella salute metabolica o una maggiore consapevolezza alimentare.

2. Ricompense Non Alimentari:

Celebra i successi con ricompense non alimentari. Potrebbe essere l'acquisto di nuovi vestiti, una giornata di relax o qualsiasi attività che ti porti gioia senza coinvolgere il cibo.

3. Condividi i Tuoi Successi:

Condividi i tuoi successi con amici, familiari o con la comunità online. La condivisione delle tue realizzazioni non solo ti offre un sostegno, ma può anche ispirare gli altri nel loro percorso.

4. Riflessioni Positive:

Pratica la riflessione positiva. Concentrati su ciò che hai realizzato invece di focalizzarti su eventuali sfide incontrate lungo il percorso. Questa prospettiva positiva può alimentare la tua motivazione.

## 5. Creare Obiettivi Successivi:

Dopo aver celebrato un successo, crea nuovi obiettivi. Questo ti aiuterà a mantenere la tua motivazione e a continuare il tuo viaggio di miglioramento personale.

## 6. Coinvolgi la Comunità:

Partecipa a eventi o gruppi legati alla dieta intermittente. La condivisione delle tue vittorie e la celebrazione di successi con altri che comprendono la tua esperienza possono essere incredibilmente gratificanti.

## 7. Rinnova l'Entusiasmo:

Rinnova l'entusiasmo per il tuo percorso. Cerca nuovi modi per mantenere la tua dieta e stile di vita interessanti e appassionanti. Puoi provare nuove ricette, esercizi o approcci al benessere.

## 8. Pratica la Gratitudine:

Coltiva la gratitudine per il tuo corpo e la tua salute. Ogni passo avanti è motivo di gratitudine. Questa prospettiva positiva contribuirà a mantenere una mentalità sana nei confronti del tuo percorso.

9. Celebrare i Piccoli Successi Quotidiani:

Non trascurare i piccoli successi quotidiani. Ogni giorno che segue il protocollo della dieta intermittente è un successo. Celebrali per mantenere una mentalità positiva.

10. Riflessione sul Viaggio Finora:

Guarda indietro sul tuo viaggio con gratitudine e consapevolezza. Riconosci quanto sei cresciuto e imparato durante questo percorso, e sii fiero dei passi che hai compiuto.

Celebrare i successi è fondamentale per mantenere alta la motivazione e per assicurarti di continuare a impegnarti nella dieta intermittente. Sii gentile con te stesso, apprezza ogni progresso e guarda al futuro con entusiasmo e positività.

## Prospettive Future sulla Dieta Intermittente

Guardando al futuro nella tua esperienza con la dieta intermittente, è essenziale considerare diverse prospettive e piani per continuare il tuo viaggio di benessere. Ecco alcuni punti chiave da tenere a mente:

1. Continuare l'Esplorazione:

La dieta intermittente è un percorso dinamico. Continua a esplorare nuove varianti, modalità o approcci che possono essere adatti alle tue esigenze in evoluzione. L'adattamento è la chiave per mantenere l'efficacia nel tempo.

2. Regolare in Base alle Esigenze Personali:

Adatta la dieta intermittente alle tue esigenze personali. Le fasi della vita, lo stress e le attività fisiche possono variare. Modifica il protocollo secondo le tue esigenze, lavorando in sintonia con il tuo corpo.

3. Coinvolgere un Professionista:

Considera di coinvolgere un professionista della salute o un nutrizionista per una consulenza personalizzata. Possono fornire consigli specifici sulla tua dieta e aiutarti a mantenere un approccio bilanciato.

4. Mantenere il Supporto Sociale:

Il supporto sociale è fondamentale. Mantieni il contatto con amici, familiari o comunità online che condividono la tua esperienza. Questo supporto può essere prezioso nelle fasi future del tuo percorso.

## 5. Esplorare Altre Pratiche di Benessere:

Considera l'integrazione di altre pratiche di benessere nella tua routine. L'esercizio regolare, la gestione dello stress e una buona qualità del sonno possono complementare positivamente la tua pratica di dieta intermittente.

## 6. Riflettere Periodicamente:

Fai periodiche riflessioni sul tuo percorso. Valuta i progressi, identifica eventuali sfide e rinnova gli obiettivi. Questa pratica ti aiuterà a mantenere la chiarezza mentale e l'obiettivo nel tempo.

## 7. Educarsi Continuamente:

L'educazione continua è essenziale. Resta aggiornato sugli sviluppi nella ricerca sulla dieta intermittente e nutrizione. Questa consapevolezza ti fornirà gli strumenti per prendere decisioni informate sul tuo benessere.

## 8. Approccio Flessibile:

Mantieni un approccio flessibile. La vita è dinamica, e ciò che funziona oggi potrebbe richiedere adattamenti in futuro. Sii aperto alle modifiche per garantire che la dieta intermittente continui a sostenere la tua salute.

## 9. Condivisione dell'Esperienza:

Condividi la tua esperienza con altri. La tua storia potrebbe ispirare e supportare coloro che stanno iniziando il loro viaggio con la dieta intermittente. La condivisione può contribuire alla costruzione di una comunità più forte.

## 10. Coltivare una Mentalità Positiva:

Mantieni una mentalità positiva. Celebrando i successi, imparando dalle sfide e affrontando il futuro con ottimismo, avrai una base solida per continuare il tuo viaggio con la dieta intermittente.

Guardare al futuro con un approccio aperto, adattabile e consapevole ti aiuterà a mantenere la tua pratica di dieta intermittente significativa e sostenibile nel tempo. La chiave è coltivare un approccio bilanciato al benessere, facendo scelte informate e mantenendo un impegno gentile con te stesso.

# 50 Ricette Semplici per la Dieta Intermittente

# Colazioni Nutrienti

## Smoothie Verde Energizzante

**Ingredienti per 4 persone:**

4 manciate di spinaci freschi

2 banane mature

2 kiwi, pelati e tagliati a pezzi

1 tazza di yogurt greco

2 cucchiai di semi di chia

**Valori Nutrizionali (per porzione):**

Calorie: circa 150

Proteine: 8g

Grassi: 5g

Carboidrati: 20g

Fibre: 6g

Frullatura: 2 minuti

**Tempi di Preparazione:**

Preparazione: 10 minuti

**Preparazione Dettagliata:**

**Preparazione degli Ingredienti**: Lavare accuratamente gli spinaci e tagliare le banane a pezzi.

**Frullatura**: In un frullatore, aggiungere gli spinaci, le banane, i kiwi, lo yogurt greco e i semi di chia.

**Frullare**: Frullare gli ingredienti fino a ottenere una consistenza cremosa e omogenea.

**Servire**: Versare il smoothie verde in bicchieri e servire immediatamente.

**Varianti:**

**Aggiunta di Proteine**: Aggiungere una porzione di proteine in polvere per un boost proteico.

**Dolcificante Naturale**: Aggiungere un cucchiaio di miele o sciroppo d'acero per dolcificare, se desiderato.

**Frutta Aggiuntiva**: Aggiungere una manciata di frutti di bosco o mezzo avocado per ulteriore cremosità.

**Consigli:**

Utilizzare spinaci freschi e di alta qualità per massimizzare i benefici nutrizionali.

Congelare le banane in anticipo per un smoothie più fresco e cremoso.

Personalizzare la consistenza aggiungendo più yogurt se si desidera un smoothie più spesso.

Consumare immediatamente per godere al massimo dei nutrienti.

Questo Smoothie Verde Energizzante è un modo delizioso e sano per iniziare la giornata, fornendo un mix equilibrato di vitamine, minerali e fibre.

## Avocado Toast con Uova e Pomodoro

**Ingredienti per 4 persone:**

4 fette di pane integrale

2 avocado maturi

4 uova

2 pomodori, a fette

Sale e pepe q.b.

Olio d'oliva extra vergine

**Valori Nutrizionali (per porzione):**

Calorie: circa 300

Proteine: 12g

Grassi: 18g

Carboidrati: 25g

Fibre: 8g

**Tempi di Preparazione:**

Preparazione: 10 minuti

Cottura delle uova: 5 minuti

Assemblaggio: 5 minuti

**Preparazione Dettagliata:**

**Tostatura del Pane**: Tostare le fette di pane integrale fino a ottenere una consistenza croccante.

**Preparazione dell'Avocado**: Schiacciare gli avocado

in una ciotola, aggiungere sale e pepe a piacere, mescolare bene.

**Cottura delle Uova**: Cuocere le uova come preferite (sode, medie o all'occhio di bue).

**Assemblaggio**:

Spalmare l'avocado schiacciato uniformemente sulle fette di pane tostato.

Disporre le fette di pomodoro sopra l'avocado.

Posizionare le uova sopra i pomodori.

Condire con sale, pepe e un filo d'olio d'oliva.

**Varianti:**

**Aggiunta di Formaggio**: Aggiungere formaggio feta sbriciolato o formaggio di capra per un tocco extra di sapore.

**Salsa Piccante**: Aggiungere salsa piccante o peperoncino per un tocco di calore.

**Erbe Fresche**: Cospargere con prezzemolo fresco o basilico per una freschezza aromatica.

**Consigli:**

Utilizzare avocado maturi per una consistenza

cremosa.

Sperimentare con diverse varietà di pomodori per una varietà di sapori.

Regolare il grado di cottura delle uova in base alle preferenze personali.

Servire immediatamente per mantenere la croccantezza del pane.

Questa ricetta di Avocado Toast con Uova e Pomodoro offre una combinazione deliziosa di sapori freschi e cremosi, fornendo una colazione ricca di nutrienti e sapore.

# Porridge di Avena con Frutti di Bosco

**Ingredienti per 4 persone:**

1 tazza (90g) di avena

3 tazze (720ml) di latte (o bevanda vegetale)

1 tazza (150g) di mirtilli freschi

1 tazza (150g) di fragole fresche, tagliate a pezzi

4 cucchiai (60g) di

mandorle a scaglie

Miele o sciroppo d'acero a piacere

Una spruzzata di cannella (opzionale)

**Valori Nutrizionali (per porzione):**

Calorie: circa 300

Proteine: 11g

Grassi: 9g

Carboidrati: 45g

Fibre: 8g

**Tempi di Preparazione:**

Preparazione: 5 minuti

Cottura: 10 minuti

## Preparazione Dettagliata:

**Cuocere l'Avena**: In una pentola, portare il latte a ebollizione. Aggiungere l'avena e ridurre il fuoco a fiamma bassa. Cuocere per circa 5-7 minuti, mescolando occasionalmente, finché l'avena non diventa cremosa e morbida.

**Servire**: Versare il porridge di avena caldo in ciotole individuali.

**Aggiunta di Frutti di Bosco**: Disporre i mirtilli e le fragole sulla parte superiore del porridge.

**Guarnire**: Cospargere con mandorle a scaglie e aggiungere una spruzzata di cannella, se desiderato.

**Dolcificare**: Versare un po' di miele o sciroppo d'acero sopra il porridge, secondo il gusto personale.

## Varianti:

**Frutta Fresca**: Sperimenta con diverse varietà di frutta fresca, come banane a fette, mele a dadini o pesche affettate.

**Frutta Secca**: Aggiungi un mix di frutta secca come noci, nocciole o uvetta per una croccantezza extra.

**Cocco e Cioccolato**: Aggiungi scaglie di cocco e gocce di cioccolato per una versione più indulgente del porridge.

**Consigli:**

Mescola l'avena durante la cottura per evitare che si attacchi al fondo della pentola.

Regola la consistenza del porridge aggiungendo più o meno latte secondo le preferenze personali.

Servi il porridge di avena appena preparato per gustarlo al meglio, magari accompagnato da una tazza di tè o caffè caldo.

Questa ricetta di Porridge di Avena con Frutti di Bosco è una colazione deliziosa e nutriente, perfetta per iniziare la giornata con energia e vitalità.

# Yogurt Parfait con Muesli e Frutta Fresca

**Ingredienti per 4 persone:**

2 tazze (480g) di yogurt naturale

1 tazza (100g) di muesli

Miele a piacere

1 tazza (150g) di fragole fresche, affettate

1 tazza (120g) di mirtilli freschi

Noci a pezzetti (opzionale)

**Valori Nutrizionali (per porzione):**

Calorie: circa 250

Proteine: 10g

Grassi: 5g

Carboidrati: 45g

Fibre: 6g

**Tempi di Preparazione:**

Preparazione: 10 minuti

**Preparazione Dettagliata:**

**Strato di Yogurt**: Inizia con uno strato di yogurt naturale nel fondo di ogni bicchiere o ciotola.

**Strato di Muesli**: Aggiungi uno strato di muesli sopra lo yogurt in ogni bicchiere.

**Strato di Frutta**: Aggiungi uno strato di fragole affettate e mirtilli sopra il muesli.

**Ripetizione**: Ripeti il processo, creando strati aggiuntivi di yogurt, muesli e frutta fino a riempire il bicchiere o la ciotola.

**Finire con Frutta**: Termina con una generosa porzione di fragole, mirtilli e, se desiderato, noci a pezzetti.

**Dolcificare**: Versa un filo di miele sulla parte superiore di ciascun parfait per dolcificare a piacere.

## Varianti:

**Yogurt alla Vaniglia**: Usa yogurt alla vaniglia per un tocco di dolcezza extra.

**Frutta di Stagione**: Varia la frutta in base alla stagione, come pesche, ananas o mango.

**Cacao o Cioccolato Fondente:** Aggiungi scaglie di cioccolato fondente o cacao per una nota decadente.

## Consigli:

Usa yogurt naturale greco per una consistenza più densa e proteica.

Sperimenta con diversi tipi di muesli, come quelli al cioccolato o con frutta secca.

Aggiungi uno strato di semi di chia per un boost di fibre e omega-3.

Servi gli yogurt parfait immediatamente per mantenere la freschezza della frutta.

Questo Yogurt Parfait con Muesli e Frutta Fresca è una colazione o uno snack delizioso, ricco di fibre, proteine e antiossidanti, perfetto per iniziare la giornata con gusto e benessere.

# Frittata Vegetariana al Forno

**Ingredienti per 4 persone:**

8 uova

2 zucchine, a cubetti

1 pomodoro, a dadini

1 manciata di spinaci freschi

1 peperone rosso, a cubetti

1 cipolla, tritata

1 tazza (100g) di formaggio grattugiato (cheddar, mozzarella, o formaggio a scelta)

Sale e pepe a piacere

Olio d'oliva extra vergine

**Valori Nutrizionali (per porzione):**

Calorie: circa 200

Proteine: 15g

Grassi: 14g

Carboidrati: 5g

Fibre: 2g

**Tempi di Preparazione:**

Preparazione: 15 minuti

Cottura: 25 minuti

**Preparazione Dettagliata:**

**Pre-riscaldare il Forno**: Preriscalda il forno a 180°C.

**Preparazione delle Verdure:** In una padella con olio d'oliva, soffriggi la cipolla, aggiungi le zucchine, il pomodoro, gli spinaci e il peperone. Cuoci fino a quando le verdure sono tenere.

**Battere le Uova**: In una ciotola, sbatti le uova e aggiungi il formaggio grattugiato. Aggiusta di sale e pepe a piacere.

**Combinare le Verdure con le Uova**: Aggiungi le verdure soffritte alle uova sbattute e mescola bene.

**Cottura al Forno:** Versa il composto in una teglia da forno precedentemente oliata. Livella la superficie con un cucchiaio.

**Cuocere in Forno**: Inforna per circa 25 minuti o fino a quando la frittata è dorata in superficie e cotta all'interno.

**Servire**: Taglia la frittata a spicchi e servila calda.

## Varianti:

**Formaggio Aggiuntivo**: Sperimenta con formaggi diversi come feta, formaggio di capra o gorgonzola.

**Erbe Aromatiche**: Aggiungi prezzemolo, basilico o timo per un tocco di freschezza.

**Funghi**: Aggiungi funghi a fettine per una nota terrosa.

## Consigli:

Usa una teglia da forno antiaderente per facilitare l'estrazione della frittata.

Assicurati che le verdure siano ben cotte prima di aggiungerle alle uova.

Lascia riposare la frittata per alcuni minuti prima di tagliarla per una consistenza migliore.

La frittata può essere servita calda o a temperatura ambiente.

Questa Frittata Vegetariana al Forno è un piatto versatile e nutriente, perfetto per una colazione, pranzo o cena leggera.

## Pancakes Integrali con Sciroppo d'Acero e Frutta

**Ingredienti per 4 persone:**

1 tazza (120g) di farina integrale

1 tazza (240ml) di latte (o bevanda vegetale)

1 uovo

2 cucchiai di olio vegetale

1 cucchiaio di zucchero

1 cucchiaino di lievito in polvere

1/2 cucchiaino di bicarbonato di sodio

Una presa di sale

Sciroppo d'acero per condire

Frutta fresca a piacere (fragole, banane, mirtilli)

**Valori Nutrizionali (per porzione):**

Calorie: circa 200

Proteine: 6g

Grassi: 8g

Carboidrati: 25g

Fibre: 4g

**Tempi di Preparazione:**

Preparazione: 10 minuti

Cottura: 10 minuti

## Preparazione Dettagliata:

**Mescolare gli Ingredienti Secchi:** In una ciotola, mescola la farina integrale, il lievito in polvere, il bicarbonato di sodio e il sale.

**Aggiungere gli Ingredienti Liquidi:** In un'altra ciotola, sbatti l'uovo e aggiungi il latte e l'olio vegetale. Aggiungi anche lo zucchero.

**Unire gli Ingredienti:** Versa gli ingredienti liquidi sulla miscela di ingredienti secchi e mescola delicatamente fino a ottenere un impasto omogeneo.

**Cuocere i Pancakes:** Scalda una padella antiaderente a fuoco medio. Versa un mestolo di impasto nella padella per formare ciascun pancake. Cuoci fino a quando compaiono delle bolle sulla superficie, poi girali e cuoci dall'altro lato.

**Servire:** Impila i pancakes su un piatto e condisci con

sciroppo d'acero e frutta fresca.

**Varianti:**

**Pancakes alla Banana**: Aggiungi una banana schiacciata all'impasto per un tocco dolce e cremoso.

**Pancakes di Avena**: Sostituisci parte della farina con fiocchi d'avena per una versione più salutare.

**Pancakes con Noci**: Aggiungi noci tritate all'impasto per una croccantezza extra.

**Consigli:**

Usa una padella antiaderente ben riscaldata per evitare che i pancakes si attacchino.

Tieni i pancakes cotti in caldo coprendoli con un canovaccio pulito mentre cuoci gli altri.

Sperimenta con diverse frutta fresca in cima ai pancakes per variare i sapori.

Servi i pancakes appena preparati per godere della loro consistenza morbida.

Questi Pancakes Integrali sono una colazione deliziosa e salutare, perfetta per iniziare la giornata con energia e soddisfazione.

# Tostadas con Salmone Affumicato e Avocado

## Ingredienti per 4 persone:

4 fette di pane tostato

200g di salmone affumicato

2 avocado maturi

Succo di 1 limone

Sale e pepe nero q.b.

Prezzemolo fresco tritato per guarnire

Olio d'oliva extra vergine

## Valori Nutrizionali (per porzione):

Calorie: circa 250

Proteine: 15g

Grassi: 15g

Carboidrati: 15g

Fibre: 5g

## Tempi di Preparazione:

Preparazione: 15 minuti

## Preparazione Dettagliata:

**Preparazione dell'Avocado:** In una ciotola, schiaccia gli avocado maturi con una forchetta. Aggiungi il succo di limone, sale e pepe nero a piacere. Mescola bene fino a ottenere una consistenza cremosa.

**Tostatura del Pane:** Tosta le fette di pane fino a quando diventano croccanti.

**Montaggio delle Tostadas:**

Spalma uniformemente l'avocado schiacciato su ogni fetta di pane tostato.

Disponi fette di salmone affumicato sopra l'avocado.

Condisci con un filo d'olio d'oliva extra vergine.

Aggiusta di sale e pepe nero a piacere.

**Guarnizione**: Cospargi le tostadas con prezzemolo fresco tritato per una nota di freschezza.

**Servire**: Servi immediatamente come antipasto o spuntino.

**Varianti:**

**Tostadas con Formaggio Fresco**: Aggiungi fette sottili di formaggio fresco o formaggio cremoso sulla base prima di aggiungere il salmone.

**Uova Strapazzate**: Aggiungi un uovo strapazzato sopra il salmone per una versione più ricca e proteica.

**Capperi e Cipolla Rossa**: Guarnisci con capperi e cipolla rossa affettata per una nota più salata.

**Consigli:**

Utilizza avocado ben maturi per una consistenza cremosa.

Opta per salmone di alta qualità per un sapore più ricco.

Completa con un filo d'olio d'oliva di alta qualità per un tocco aromatico.

Servi le tostadas fresche e croccanti per mantenere la consistenza.

Queste Tostadas con Salmone Affumicato e Avocado sono un'opzione leggera e raffinata, perfetta per un antipasto elegante o uno spuntino salutare.

## Muffin all'Avena con Mele e Cannella

**Ingredienti per 4 persone:**

1 tazza (90g) di fiocchi d'avena
1 tazza (240ml) di latte (o bevanda vegetale)
1 tazza (125g) di farina integrale
1/2 tazza (100g) di zucchero di canna
1 mela, sbucciata e grattugiata
1 uovo
1/4 tazza (60ml) di olio vegetale
1 cucchiaino di cannella in polvere
1 cucchiaino di lievito in polvere
1/2 cucchiaino di bicarbonato di sodio
Una presa di sale
Noci tritate (opzionali) per

guarnire

## Valori Nutrizionali (per muffin):

Calorie: circa 200
Proteine: 4g
Grassi: 8g

Carboidrati: 28g
Fibre: 3g

## Tempi di Preparazione:

Preparazione: 15 minuti
Cottura: 20 minuti

## Preparazione Dettagliata:

**Ammollo degli Fiocchi d'Avena**: In una ciotola, mescola i fiocchi d'avena con il latte e lascia in ammollo per circa 10 minuti.

**Pre-riscaldare il Forno**: Preriscalda il forno a 180°C e prepara una teglia per muffin con i pirottini di carta.

**Preparazione degli Ingredienti Secchi:** In una ciotola separata, mescola la farina integrale, lo zucchero di canna, la cannella, il lievito in polvere, il bicarbonato di sodio e il sale.

**Mescolare gli Ingredienti Liquidi**: Aggiungi all'avena in ammollo l'uovo, l'olio vegetale e la mela grattugiata. Mescola bene.

**Unione degli Ingredienti:** Incorpora gli ingredienti secchi agli ingredienti liquidi e mescola fino a ottenere un impasto omogeneo.

**Riempire i Pirottini:** Distribuisci l'impasto nei

pirottini per muffin.

**Guarnizione con Noci (opzionale)**: Se desideri, aggiungi alcune noci tritate sulla parte superiore di ogni muffin.

**Cottura in Forno**: Inforna per circa 20 minuti o fino a quando i muffin sono dorati e uno stecchino inserito esce pulito.

**Raffreddare e Servire:** Lascia raffreddare i muffin nella teglia per alcuni minuti prima di trasferirli su una griglia per raffreddare completamente.

**Varianti:**

**Muffin alle Noci e Datteri**: Aggiungi noci tritate e pezzetti di datteri per una dolcezza naturale.

**Muffin con Yogurt**: Sostituisci parte del latte con yogurt greco per una consistenza più densa e proteica.

**Aggiunta di Zenzero**: Aggiungi un pizzico di zenzero in polvere per un tocco piccante.

**Consigli:**

Utilizza mele dolci e succose per una dolcezza naturale aggiunta.

Sperimenta con diverse varietà di mele per variare i

sapori.

Controlla la cottura degli muffin inserendo uno stecchino: se esce pulito, sono pronti.

Conserva i muffin in un contenitore ermetico per mantenerli freschi più a lungo.

Questi Muffin all'Avena con Mele e Cannella sono un'opzione sana e deliziosa per una colazione o uno spuntino nutriente.

## Barrette Energetiche Fatte in Casa

**Ingredienti per 4 persone:**
1 tazza (90g) di fiocchi d'avena
1/2 tazza (120g) di burro di mandorle (o burro di arachidi)
1/4 tazza (60ml) di miele o sciroppo d'acero
1/2 tazza (60g) di frutta secca mista (uvetta, datteri, albicocche)
1/4 tazza (30g) di semi di chia

1/4 tazza (30g) di noci miste (mandorle, noci, nocciole), tritate
1 cucchiaino di vaniglia (opzionale)
Una presa di sale

**Valori Nutrizionali (per barretta):**
Calorie: circa 200
Proteine: 5g
Grassi: 12g
Carboidrati: 20g
Fibre: 4g

**Tempi di Preparazione:**

Preparazione: 15 minuti

Raffreddamento: 2 ore in frigorifero

**Preparazione Dettagliata:**

**Mischia gli Ingredienti Secchi:** In una ciotola, mescola i fiocchi d'avena, la frutta secca mista, i semi di chia e le noci tritate.

**Scalda il Burro di Mandorle e il Miele**: In una pentola a fuoco basso, sciogli il burro di mandorle (o burro di arachidi) e il miele (o sciroppo d'acero). Mescola fino a ottenere una consistenza liscia.

**Unisci gli Ingredienti:** Versa la miscela liquida sulla miscela di ingredienti secchi. Aggiungi la vaniglia (se desiderato) e una presa di sale. Mescola bene fino a ottenere un composto omogeneo.

**Pressa nel Contenitore:** Trasferisci il composto in un contenitore quadrato foderato con carta da forno. Premi bene per compattare la miscela.

**Raffredda in Frigorifero:** Metti il contenitore in frigorifero per almeno 2 ore o fino a quando le barrette si sono solidificate.

**Taglia in Barrette:** Una volta raffreddate, solleva la miscela dal contenitore e tagliala in barrette della dimensione desiderata.

## Varianti:

**Barrette con Cioccolato:** Aggiungi pezzetti di cioccolato fondente sulla parte superiore prima del raffreddamento.

**Barrette con Frutta Disidratata:** Sostituisci o aggiungi frutta disidratata come mirtilli rossi o fichi.

**Barrette con Proteine:** Aggiungi una dose di proteine in polvere alla miscela per un boost proteico.

## Consigli:

Riscalda il burro di mandorle e il miele solo il tempo necessario per scioglierli, senza farli bollire.

Premi bene la miscela nel contenitore per evitare che le barrette si sfaldino.

Taglia le barrette con un coltello affilato per ottenere forme pulite.

Conserva le barrette in frigorifero per mantenerle fresche più a lungo.

Queste Barrette Energetiche Fatte in Casa sono uno spuntino sano e gustoso, perfetto per fornire energia durante le attività fisiche o come snack quotidiano.

# Frittelle di Banana e Uova

**Ingredienti per 4 persone:**

4 banane mature

4 uova medie

1 cucchiaino di cannella in polvere

1/2 cucchiaino di vaniglia (opzionale)

Una presa di sale

Olio di cocco o burro per ungere la padella

Frutta fresca e sciroppo d'acero per servire (opzionale)

**Valori Nutrizionali (per porzione):**

Calorie: circa 150

Proteine: 6g

Grassi: 4g

Carboidrati: 25g

Fibre: 3g

**Tempi di Preparazione:**

Preparazione: 10 minuti

Cottura: 10 minuti

**Preparazione Dettagliata:**

**Schiacciare le Banane:** In una ciotola, schiaccia le banane mature con una forchetta fino a ottenere una purea.

**Aggiungere le Uova:** Aggiungi le uova alla purea di banana e mescola bene.

**Aggiungere Aromi e Sale:** Incorpora la cannella, la vaniglia (se desiderato) e una presa di sale. Mescola fino a ottenere un composto omogeneo.

**Scaldare la Padella:** Scalda una padella antiaderente a fuoco medio e ungi con olio di cocco o burro.

**Cuocere le Frittelle:** Versa un mestolo di impasto nella padella per formare le frittelle. Cuoci per circa 2-3 minuti per lato o fino a quando sono dorate.

**Servire:** Trasferisci le frittelle su un piatto e servi calde, guarnendo con frutta fresca e sciroppo d'acero se lo desideri.

## Varianti:

**Frittelle con Frutta Aggiuntiva:** Aggiungi piccoli pezzi di frutta come mirtilli o pezzetti di mele all'impasto.

**Frittelle con Frutta Secca:** Incorpora frutta secca come noci o mandorle tritate per un tocco croccante.

**Frittelle con Cioccolato:** Aggiungi gocce di cioccolato nell'impasto per una versione più golosa.

## Consigli:

Utilizza banane mature per una dolcezza naturale.

Regola la consistenza dell'impasto aggiungendo più uova se necessario.

Cuoci le frittelle a fuoco medio per garantire una

cottura uniforme.

Servi le frittelle calde per una esperienza gustativa ottimale.

Queste Frittelle di Banana e Uova sono una colazione sana e deliziosa, ricca di sapore e nutrimento.

# Pranzi Leggeri e Sazianti

## Insalata di Quinoa e Verdure Grigliate

**Ingredienti per 4 persone:**

1 tazza (200g) di quinoa

2 tazze (480ml) di acqua

1 melanzana, tagliata a fette sottili

1 zucchina, tagliata a rondelle

1 peperone rosso, tagliato a strisce

1 cipolla rossa, affettata sottilmente

2 cucchiai di olio d'oliva

Sale e pepe nero q.b.

Succo di 1 limone

1/4 tazza (60ml) di aceto balsamico

1 cucchiaino di miele

1/2 tazza (75g) di pomodorini ciliegia, tagliati a metà

Una manciata di foglie di basilico fresco, tritate

**Valori Nutrizionali (per porzione):**

Calorie: circa 300

Proteine: 8g

Grassi: 10g

Carboidrati: 45g

Fibre: 6g

**Tempi di Preparazione:**
Preparazione: 15 minuti
Cottura della quinoa: 15

minuti
Grigliatura delle verdure:
10 minuti

**Preparazione Dettagliata:**

### Cottura della Quinoa:

Risciacqua bene la quinoa sotto acqua corrente.

Porta a ebollizione 2 tazze di acqua in una pentola.

Aggiungi la quinoa, riduci il fuoco, copri e lascia cuocere a fuoco lento per 15 minuti o fino a quando la quinoa assorbe l'acqua e diventa tenera. Lascia raffreddare.

### Preparazione delle Verdure:

Spennella le fette di melanzana, zucchina, peperone e cipolla con olio d'oliva. Condisci con sale e pepe nero.

Griglia le verdure su una griglia o padella grill per circa 5 minuti per lato o fino a quando sono tenere e leggermente dorati. Lasciale raffreddare.

### Preparazione della Vinaigrette:

In una ciotola piccola, mescola il succo di limone, l'aceto balsamico, il miele, sale e pepe. Aggiungi lentamente 2 cucchiai di olio d'oliva, mescolando continuamente fino a ottenere una vinaigrette.

**Montaggio dell'Insalata:**

In una grande ciotola, unisci la quinoa cotta, le verdure grigliate, i pomodorini ciliegia e il basilico tritato.

Versa la vinaigrette sulla miscela e mescola delicatamente fino a quando tutti gli ingredienti sono ben conditi.

**Servire:**

Servi l'insalata di quinoa e verdure grigliate come piatto principale o contorno, guarnendo con foglie di basilico fresco.

# Insalata di Wrap di Pollo e Avocado

**Ingredienti per 4 persone:**

2 petti di pollo cotti e tagliati a strisce

4 tortillas integrali o di grano intero

2 avocado maturi, tagliati a fette

1 tazza (150g) di mais dolce, scolato

1 tazza (150g) di fagioli neri, sciacquati e scolati

1 tazza (150g) di pomodorini ciliegia, tagliati a metà

Foglie di lattuga o spinaci freschi

1/2 tazza (60g) di formaggio cheddar grattugiato

Salsa di yogurt al lime

(vedi ricetta vinaigrette qui sotto)

## Valori Nutrizionali (per porzione):

Calorie: circa 400

Proteine: 25g

Grassi: 20g

Carboidrati: 35g

Fibre: 8g

## Tempi di Preparazione:

Preparazione: 20 minuti

## Preparazione Dettagliata:

### Preparazione degli Ingredienti:

Cuoci i petti di pollo e tagliali a strisce sottili.

Scalda le tortillas in una padella o nel microonde.

Taglia l'avocado a fette, i pomodorini ciliegia a metà e gratta il formaggio.

### Montaggio dei Wrap:

Distribuisci il pollo, l'avocado, il mais, i fagioli neri, i pomodorini ciliegia, le foglie di lattuga (o spinaci) e il formaggio grattugiato su ogni tortilla.

## Arrotolamento dei Wrap:

Piega il lato inferiore della tortilla verso l'alto, poi piega i lati destro e sinistro verso il centro e arrotola il wrap dall'alto verso il basso.

## Preparazione della Salsa di Yogurt al Lime:

In una ciotola, mescola 1 tazza di yogurt greco, succo di mezzo lime, coriandolo fresco tritato, sale e pepe a piacere. Mescola bene.

## Servire:

Taglia i wrap a metà diagonalmente e servi con la salsa di yogurt al lime.

## Varianti:

**Wrap Vegetariano**: Ometti il pollo e aggiungi più verdure, come peperoni arrostiti o carote julienne.

**Wrap di Turchia:** Sostituisci il pollo con fette di tacchino arrosto per una variazione proteica.

**Salsa Piccante:** Aggiungi salsa piccante o jalapeños per un tocco di calore.

## Consigli:

Puoi preparare gli ingredienti in anticipo e assemblare i wrap al momento di servire per mantenere la freschezza.

Sii creativo con le verdure aggiunte, come peperoni, cetrioli o cipolla rossa.

La salsa di yogurt al lime può essere preparata in anticipo e conservata in frigorifero fino al momento del servizio.

Servi con un contorno di chips di mais o una insalata verde leggera.

Questa Insalata di Wrap di Pollo e Avocado è un pasto leggero, ricco di proteine e pieno di sapori freschi e croccanti.

# Insalata di Zuppa di Lenticchie e Verdure

**Ingredienti per 4 persone:**
1 tazza (200g) di lenticchie secche, sciacquate

1 cipolla, tritata
2 carote, tagliate a cubetti
2 coste di sedano, tagliate a cubetti
3 spicchi d'aglio, tritati

1 lattina (400g) di pomodori a cubetti

1 litro di brodo vegetale

1 cucchiaino di cumino in polvere

1 cucchiaino di paprika affumicata

Sale e pepe nero q.b.

2 tazze (150g) di spinaci freschi

Succo di 1 limone

2 cucchiai di olio d'oliva

Formaggio feta (opzionale) per guarnire

Prezzemolo fresco tritato per decorare

**Valori Nutrizionali (per porzione):**

Calorie: circa 300

Proteine: 15g

Grassi: 7g

Carboidrati: 45g

Fibre: 12g

**Tempi di Preparazione:**

Preparazione: 15 minuti

Cottura: 30-40 minuti

## Preparazione Dettagliata:

### Cottura delle Lenticchie:

- In una pentola, cuoci le lenticchie in abbondante acqua salata fino a quando sono tenere ma non sfatte. Scolale e mettile da parte.

### Preparazione della Zuppa:

- In una grande pentola, scalda l'olio d'oliva a fuoco medio. Aggiungi la cipolla, le carote e il sedano. Cuoci fino a quando le verdure diventano tenere.

- Aggiungi l'aglio, il cumino e la paprika. Mescola bene.

- Versa i pomodori a cubetti e il brodo vegetale. Porta a ebollizione, riduci il fuoco e lascia cuocere a fuoco lento per circa 15-20 minuti.

### Unione delle Lenticchie:

- Aggiungi le lenticchie cotte alla zuppa e cuoci per ulteriori 10-15 minuti fino a quando tutti gli ingredienti sono ben amalgamati.

### Aggiunta degli Spinaci:

- Aggiungi gli spinaci freschi alla zuppa e cuoci per 3-5 minuti fino a quando sono appassiti.

### Condimento con Limone:

- Spremi il succo di un limone nella zuppa. Regola il sale e il pepe secondo il tuo gusto.

### Servire:

- Versa la zuppa nelle ciotole, guarnisci con formaggio feta (se desiderato) e prezzemolo fresco tritato.

## Varianti:

- Zuppa Cremosa: Frulla una parte della zuppa per ottenere una consistenza cremosa.

- Aggiunta di Pancetta: Aggiungi cubetti di pancetta croccante come topping.

- Top con Semi: Guarnisci con semi di zucca tostati o semi di girasole per un tocco croccante.

## Consigli:

- Controlla la cottura delle lenticchie per evitare che diventino troppo molli.

- Personalizza gli aromi aggiungendo erbe fresche come timo o rosmarino.

- Servi con del pane integrale o crostini per completare il pasto.

- Conserva eventuali avanzi in frigorifero per un pranzo leggero il giorno successivo.

Questa Insalata di Zuppa di Lenticchie e Verdure è un piatto sano, ricco di proteine e fibre, perfetto per un pasto leggero e saziante.

# Insalata di Couscous con Verdure Arrostite

**Ingredienti per 4 persone:**

1 tazza (200g) di couscous
2 tazze (480ml) di brodo vegetale
1 zucchina, tagliata a cubetti
1 melanzana, tagliata a cubetti
1 peperone rosso, tagliato a strisce
1 cipolla rossa, affettata sottilmente
3 cucchiai di olio d'oliva
1 cucchiaino di paprika
Sale e pepe nero q.b.
1/4 tazza (30g) di mandorle a fettine, tostate
1/4 tazza (30g) di uvetta (opzionale)

Succo di 1 limone
Scorza grattugiata di 1 limone
1/4 tazza (60ml) di olio d'oliva extra vergine
Foglie di menta fresca per guarnire

**Valori Nutrizionali (per porzione):**

Calorie: circa 350
Proteine: 8g
Grassi: 15g
Carboidrati: 45g
Fibre: 6g

**Tempi di Preparazione:**

Preparazione: 15 minuti
Cottura delle verdure: 25-30 minuti
Preparazione del couscous: 5 minuti

## Preparazione Dettagliata:

### Cottura del Couscous:

Porta a ebollizione il brodo vegetale. Versa il couscous in una ciotola e versa il brodo bollente sopra. Copri con un coperchio e lascia riposare per 5 minuti. Sgrana il couscous con una forchetta.

### Arrostimento delle Verdure:

Preriscalda il forno a 200°C.

Disponi zucchina, melanzana, peperone e cipolla su una teglia da forno. Condisci con olio d'oliva, paprika, sale e pepe. Mescola bene e cuoci in forno per 25-30 minuti o finché le verdure sono tenere e leggermente dorati.

### Montaggio dell'Insalata:

In una grande ciotola, unisci il couscous cotto e le verdure arrostite. Aggiungi le mandorle tostate e, se desiderato, l'uvetta.

### Preparazione della Vinaigrette:

In una piccola ciotola, mescola il succo di limone, la scorza grattugiata di limone e l'olio d'oliva extra vergine. Aggiusta il sale e il pepe secondo il tuo gusto.

### Condimento dell'Insalata:

Versa la vinaigrette sulla miscela di couscous e verdure. Mescola delicatamente fino a quando tutti gli ingredienti sono ben conditi.

### Servire:

Guarnisci con foglie di menta fresca prima di servire.

### Varianti:

**Aggiunta di Formaggio**: Incorpora formaggio feta sbriciolato o cubetti di mozzarella per un tocco cremoso.

**Insalata di Couscous al Curry:** Aggiungi una nota esotica con una spolverata di curry in polvere.

**Uvetta o Albicocche Secche**: Aggiungi uvetta o albicocche secche per un tocco di dolcezza.

### Consigli:

Puoi preparare il couscous in anticipo e conservarlo in frigorifero.

Sperimenta con altre verdure come pomodori

ciliegia o asparagi.

Regola la quantità di olio d'oliva in base alle tue preferenze.

Servi come piatto principale o contorno versatile.

Questa Insalata di Couscous con Verdure Arrostite è un'opzione fresca, nutriente e ricca di sapori mediterranei.

## Insalata di Salmone e Spinaci

**Ingredienti per 4 persone:**

4 filetti di salmone fresco

1 cucchiaio di olio d'oliva

Sale e pepe nero q.b.

200g di spinaci freschi

1 tazza (150g) di pomodorini ciliegia, tagliati a metà

1 avocado maturo, tagliato a fette

1 cetriolo, affettato sottilmente

1/4 tazza (30g) di semi di girasole, tostati

Succo di 1 limone

2 cucchiai di aceto balsamico

3 cucchiai di olio d'oliva extra vergine

1 cucchiaino di senape di Dijon

Sale e pepe nero q.b.

**Valori Nutrizionali (per porzione):**

Calorie: circa 400

Proteine: 25g

Grassi: 30g

Carboidrati: 15g

Fibre: 6g

**Tempi di Preparazione:**
Preparazione: 15 minuti

Cottura del salmone:
10-12 minuti

**Preparazione Dettagliata:**

### Preparazione del Salmone:

Scalda il forno a 200°C.

Posiziona i filetti di salmone su una teglia foderata con carta da forno.

Spennella il salmone con olio d'oliva, sale e pepe nero.

Cuoci in forno per 10-12 minuti o fino a quando il salmone è cotto uniformemente.

### Preparazione della Vinaigrette:

In una piccola ciotola, mescola il succo di limone, l'aceto balsamico, l'olio d'oliva extra vergine, la senape di Dijon, il sale e il pepe nero. Mescola bene fino a ottenere una vinaigrette omogenea.

### Montaggio dell'Insalata:

In una grande ciotola, disponi gli spinaci freschi.

Aggiungi i pomodorini ciliegia tagliati a metà,

le fette di avocado, le fette di cetriolo e i semi di girasole tostati.

## Condimento dell'Insalata:

Taglia il salmone cotto a pezzi e posizionalo sull'insalata.

Versa la vinaigrette sulla miscela e mescola delicatamente fino a quando tutti gli ingredienti sono ben conditi.

## Servire:

Servi l'insalata di salmone e spinaci in porzioni individuali.

## Varianti:

**Aggiunta di Formaggio Blu:** Aggiungi formaggio blu sbriciolato per un tocco di sapore audace.

**Uvetta o Mirtilli Rossi:** Aggiungi uvetta o mirtilli rossi per una dolcezza aggiuntiva.

**Noci Tostate:** Guarnisci con noci tostate per una croccantezza extra.

## Consigli:

Puoi cucinare il salmone alla griglia invece che al forno per variare il gusto.

Lascia riposare il salmone per qualche minuto prima di servire per mantenerlo succoso.

Personalizza la vinaigrette regolando la quantità di aceto balsamico e olio d'oliva secondo i tuoi gusti.

Aggiungi erbe fresche come prezzemolo o basilico per un tocco aromatico.

Questa Insalata di Salmone e Spinaci è una scelta leggera, ricca di proteine e piena di sapori freschi e nutrienti.

## Panino Vegetariano con Hummus

**Ingredienti per 4 persone:**

4 panini integrali o multigrano

1 tazza (200g) di hummus

1 cetriolo, affettato sottilmente

1 avocado maturo, tagliato a fette

1 pomodoro, affettato

1 carota, grattugiata

1 peperone rosso, tagliato a strisce

Foglie di lattuga o spinaci freschi

1/4 tazza (30g) di semi di zucca, tostati

1 limone, tagliato a spicchi (per servire)

**Valori Nutrizionali (per panino):**

Calorie: circa 350

Proteine: 12g

Grassi: 15g

Carboidrati: 45g

Fibre: 10g

## Tempi di Preparazione:

15 minuti

## Preparazione Dettagliata:

### Preparazione dei Panini:

Taglia i panini a metà orizzontalmente, creando la base e il coperchio del panino.

### Spalmatura dell'Hummus:

Spalma uniformemente l'hummus su entrambi i lati dei panini.

### Strato di Verdure:

Disponi uno strato di cetriolo affettato, fette di avocado, fette di pomodoro, carote grattugiate, strisce di peperone e foglie di lattuga o spinaci su una metà del panino.

### Top con Semi di Zucca:

Cospargi i semi di zucca tostati sulla parte superiore delle verdure.

### Chiusura del Panino:

Posiziona l'altra metà del panino sopra le verdure, formando un panino completo.

### Servire:

Servi gli panini vegetariani con hummus con spicchi di limone sulla parte laterale.

## Varianti:

**Aggiunta di Formaggio**: Aggiungi formaggio feta o formaggio di capra per un tocco cremoso.

**Salsa Piccante:** Aggiungi una salsa piccante o jalapeños per un tocco di calore.

**Condimento Extra**: Aggiungi un filo di olio d'oliva extra vergine o aceto balsamico per un sapore extra.

## Consigli:

Usa hummus al sapore di aglio, pomodoro secco o peperoncino per variare il gusto.

Sperimenta con diverse verdure in base alla tua preferenza.

Tosta leggermente i panini per un tocco croccante.

Servi con una porzione di insalata verde leggera o chips di vegetali.

Questa Insalata di Panino Vegetariano con Hummus è un'opzione deliziosa e nutrienta, perfetta per un pranzo leggero o una cena veloce.

# Insalata di Pasta Integrale con Pesto di Basilico e Pomodorini

**Ingredienti per 4 persone:**

400g di pasta integrale
2 tazze (200g) di pomodorini ciliegia, tagliati a metà
1/2 tazza (50g) di formaggio parmigiano grattugiato
1/2 tazza (120ml) di olio d'oliva extra vergine
2 tazze (80g) di foglie di basilico fresco
1/4 tazza (30g) di pinoli, tostati
2 spicchi d'aglio
Sale e pepe nero q.b.

Formaggio pecorino grattugiato per guarnire (opzionale)
Foglie di basilico fresco per decorare

**Valori Nutrizionali (per porzione):**
Calorie: circa 500
Proteine: 12g
Grassi: 30g
Carboidrati: 50g
Fibre: 8g

**Tempi di Preparazione:**
Preparazione: 15 minuti
Cottura della pasta: 10-12 minuti

**Preparazione Dettagliata:**

**Cottura della Pasta:**

Cuoci la pasta integrale in acqua salata

seguendo le istruzioni sulla confezione.
Scolala al dente e lasciala raffreddare.

### Preparazione del Pesto di Basilico:

In un robot da cucina, frulla il basilico, i pinoli,
l'aglio, il formaggio parmigiano grattugiato,
sale e pepe. Aggiungi gradualmente l'olio
d'oliva mentre continui a frullare fino a
ottenere una consistenza cremosa.

### Unione della Pasta e del Pesto:

In una ciotola grande, unisci la pasta cotta e il
pesto di basilico. Mescola bene in modo che
la pasta sia uniformemente ricoperta.

### Aggiunta dei Pomodorini:

Aggiungi i pomodorini ciliegia tagliati a metà
alla pasta e mescola delicatamente.

### Guarnizione e Servizio:

Guarnisci con formaggio pecorino grattugiato
(se desiderato) e foglie di basilico fresco.

Servi l'insalata di pasta integrale a
temperatura ambiente o fredda.

## Varianti:

**Aggiunta di Olive Nere:** Aggiungi olive nere denocciolate per un tocco salato.

**Spinaci Freschi:** Aggiungi una manciata di spinaci freschi per un extra di verdure.

**Pomodori Essiccati al Sole:** Aggiungi pomodori secchi al sole per un sapore concentrato.

## Consigli:

Puoi preparare il pesto in anticipo e conservarlo in frigorifero.

Prova a tostare leggermente i pinoli per un sapore più ricco.

Regola la quantità di olio d'oliva nel pesto secondo la consistenza desiderata.

L'insalata di pasta integrale è ideale come piatto principale o contorno.

Questa Insalata di Pasta Integrale con Pesto di Basilico e Pomodorini è un piatto fresco, ricco di sapori mediterranei e perfetto per un pranzo leggero o una cena estiva.

# Insalata di Pollo alla Curcuma

**Ingredienti per 4 persone:**
500g di petto di pollo, tagliato a strisce
1 cucchiaino di curcuma in polvere
1 cucchiaino di paprika
Sale e pepe nero q.b.
200g di quinoa
4 tazze (120g) di spinaci freschi
1 cetriolo, tagliato a cubetti
1 avocado maturo, tagliato a fette
1 tazza (150g) di pomodorini ciliegia, tagliati a metà
1/4 tazza (30g) di semi di girasole, tostati
1/4 tazza (30g) di formaggio feta sbriciolato (opzionale)

Succo di 1 limone
3 cucchiai di olio d'oliva extra vergine
1 cucchiaino di miele
1/2 cucchiaino di zenzero grattugiato
2 cucchiai di aceto di mele

**Valori Nutrizionali (per porzione):**
Calorie: circa 450
Proteine: 30g
Grassi: 20g
Carboidrati: 35g
Fibre: 7g

**Tempi di Preparazione:**
Preparazione: 15 minuti
Cottura del pollo: 10-12 minuti
Cottura della quinoa: 15 minuti

## Preparazione Dettagliata:

### Marinatura del Pollo:

In una ciotola, condisci le strisce di petto di pollo con curcuma, paprika, sale e pepe nero. Lascia marinare per almeno 15 minuti.

### Cottura del Pollo:

In una padella antiaderente, cuoci il pollo marinato fino a quando è completamente cotto e dorato. Riempi la padella con un filo d'olio se necessario.

### Preparazione della Quinoa:

Cuoci la quinoa seguendo le istruzioni sulla confezione. Lasciala raffreddare leggermente.

### Montaggio dell'Insalata:

In una grande ciotola, unisci gli spinaci freschi, la quinoa cotta, il cetriolo, l'avocado, i pomodorini ciliegia e il pollo cucinato.

### Preparazione della Vinaigrette:

In una piccola ciotola, mescola il succo di limone, l'olio d'oliva, il miele, lo zenzero grattugiato e l'aceto di mele. Aggiusta il sale e il pepe secondo il tuo gusto.

## Condimento dell'Insalata:

Versa la vinaigrette sulla miscela di insalata e mescola delicatamente fino a quando tutti gli ingredienti sono ben conditi.

## Guarnizione e Servizio:

Guarnisci con semi di girasole tostati e, se desiderato, formaggio feta sbriciolato.

Servi l'insalata di pollo alla curcuma come piatto principale o contorno.

## Varianti:

**Noci Tostate:** Sostituisci i semi di girasole con noci tostate per un tocco croccante.

**Uvetta o Albicocche Secche:** Aggiungi uvetta o albicocche secche per una dolcezza aggiuntiva.

**Salsa Tahini:** Prepara una vinaigrette con salsa tahini per un sapore cremoso.

## Consigli:

Puoi preparare il pollo in anticipo e conservarlo in frigorifero per una preparazione più veloce.

Sperimenta con altre verdure di tua scelta per

variare il gusto.

Personalizza la vinaigrette regolando la quantità di miele e aceto secondo le tue preferenze.

Servi l'insalata di pollo alla curcuma come pasto completo e bilanciato.

# Wrap di Tofu e Verdure

**Ingredienti per 4 persone:**

400g di tofu, tagliato a strisce

4 tortillas integrali o di grano intero

1 zucchina, tagliata a strisce sottili

1 peperone rosso, tagliato a strisce

1 carota, grattugiata

1 cipolla rossa, affettata sottilmente

2 cucchiai di olio d'oliva

1 cucchiaino di paprika

1 cucchiaino di cumino in polvere

Sale e pepe nero q.b.

Foglie di lattuga o spinaci per il ripieno

Salsa greca o salsa tzatziki per condire

Valori Nutrizionali (per wrap):

Calorie: circa 300

Proteine: 15g

Grassi: 12g

Carboidrati: 35g

Fibre: 6g

**Tempi di Preparazione:**

Preparazione: 15 minuti

Cottura del tofu: 10-12 minuti

## Preparazione Dettagliata:

### Preparazione del Tofu:

In una padella antiaderente, riscalda l'olio d'oliva a fuoco medio.

Aggiungi le strisce di tofu e cuoci fino a quando sono dorate su entrambi i lati.

Condisci con paprika, cumino, sale e pepe nero. Cuoci per altri 2-3 minuti. Metti da parte.

### Preparazione delle Verdure:

Nella stessa padella, aggiungi zucchine, peperone rosso e cipolla.

Cuoci le verdure fino a quando sono tenere ma ancora croccanti. Aggiusta di sale e pepe secondo il tuo gusto.

### Riscaldamento delle Tortillas:

Riscalda le tortillas in una padella per pochi secondi su entrambi i lati o seguendo le istruzioni sulla confezione.

### Montaggio dei Wrap:

Su ogni tortilla, posiziona foglie di lattuga o spinaci come base.

Aggiungi il tofu cotto e le verdure sauté sulla parte superiore.

**Chiusura dei Wrap:**

Piega i lati destro e sinistro delle tortillas verso il centro, quindi arrotola dalla parte inferiore per chiudere il wrap.

**Servire:**

Servi i wrap di tofu e verdure con salsa greca o salsa tzatziki a parte.

**Varianti:**

**Guacamole**: Aggiungi guacamole per un sapore cremoso.

**Formaggio Feta**: Sbriciola del formaggio feta sopra il ripieno per un tocco mediterraneo.

**Peperoncino**: Aggiungi peperoncino o jalapeños per un po' di piccante.

**Consigli:**

Per un tocco extra, riscalda i wrap assemblati in una piastra per ottenere una leggera croccantezza.

Personalizza il ripieno con altre verdure a tua scelta.

Aggiungi una spruzzata di limone sopra il ripieno per un tocco di freschezza.

Puoi preparare il tofu marinato in anticipo per un sapore più robusto.

# Bowl di Quinoa con Verdure Miste

**Ingredienti per 4 persone:**
1 tazza (200g) di quinoa
2 tazze (500ml) di brodo vegetale
1 zucchina, tagliata a cubetti
1 peperone rosso, tagliato a strisce
1 carota, grattugiata
1 tazza (150g) di pomodorini ciliegia, tagliati a metà
1 avocado maturo, tagliato a fette
1 cetriolo, tagliato a fette sottili
1/4 tazza (30g) di semi di girasole, tostati
1/4 tazza (30g) di formaggio feta sbriciolato (opzionale)
2 cucchiai di olio d'oliva extra vergine
Succo di 1 limone
Sale e pepe nero q.b.
Foglie di basilico fresco per decorare

**Valori Nutrizionali (per porzione):**
Calorie: circa 400
Proteine: 12g
Grassi: 18g
Carboidrati: 50g
Fibre: 8g

**Tempi di Preparazione:**

Preparazione: 15 minuti

Cottura della quinoa: 15 minuti

**Preparazione Dettagliata:**

### Preparazione della Quinoa:

Risciacqua bene la quinoa sotto acqua fredda.

In una pentola, porta il brodo vegetale a ebollizione.

Aggiungi la quinoa e cuoci a fuoco medio-basso per circa 15 minuti o fino a quando la quinoa è cotta e il liquido è assorbito. Lascia riposare coperto per 5 minuti.

### Preparazione delle Verdure:

In una padella, riscalda l'olio d'oliva a fuoco medio.

Aggiungi zucchine, peperone rosso e carote. Cuoci fino a quando le verdure sono tenere ma ancora croccanti. Aggiusta di sale e pepe secondo il tuo gusto.

### Montaggio del Bowl:

In ogni bowl, distribuisci la quinoa cotta come base.

Disponi sopra le verdure sauté, i pomodorini ciliegia, l'avocado e il cetriolo.

## Condimento e Guarnizioni:

Spruzza il succo di limone su ogni bowl.

Cospargi i semi di girasole tostati e, se desiderato, il formaggio feta sbriciolato.

Guarnisci con foglie di basilico fresco.

## Varianti:

**Salsa Tahini:** Aggiungi una salsa tahini come condimento per un tocco cremoso.

**Noci Tostate:** Sostituisci i semi di girasole con noci tostate per una consistenza croccante diversa.

**Pomodorini Secchi al Sole:** Aggiungi pomodorini secchi al sole per un sapore più concentrato.

## Consigli:

Aggiungi proteine extra come pollo grigliato o ceci per rendere il bowl più sostanzioso.

Personalizza il bowl con altre verdure di tua scelta.

Prepara la quinoa in anticipo e conservala in frigorifero per una preparazione più veloce durante la settimana.

Sperimenta con diverse erbe fresche o condimenti per variare il gusto del bowl.

# Piadina con Prosciutto Crudo e Rucola

**Ingredienti per 4 persone:**

4 piadine
200g di prosciutto crudo, affettato sottilmente
2 tazze (80g) di rucola fresca
200g di formaggio stracchino o squacquerone
Olio d'oliva extra vergine
Pepe nero macinato q.b.

**Valori Nutrizionali (per piadina):**

Calorie: circa 350
Proteine: 15g
Grassi: 20g
Carboidrati: 25g
Fibre: 2g

**Tempi di Preparazione:**

Preparazione: 10 minuti
Riscaldamento delle piadine: 5 minuti

**Preparazione Dettagliata:**

### Riscaldamento delle Piadine:

Riscalda le piadine in una padella antiaderente per circa 1-2 minuti su entrambi i lati o seguendo le istruzioni sulla confezione.

### Montaggio delle Piadine:

Su ogni piadina, stendi uniformemente il formaggio stracchino o squacquerone come base.

### Strato di Prosciutto Crudo:

Aggiungi le fette di prosciutto crudo sopra il formaggio in modo uniforme.

### Aggiunta di Rucola:

Disponi una manciata di rucola fresca sulla parte superiore del prosciutto.

### Condimento e Chiusura:

Spruzza un filo d'olio d'oliva extra vergine su ogni piadina.

Aggiusta con pepe nero macinato a piacere.

Chiudi la piadina a metà o arrotolala.

### Servire:

Servi le piadine con prosciutto crudo e rucola calde e gustose.

**Varianti:**

**Pomodorini Ciliegia:** Aggiungi pomodorini ciliegia tagliati a metà per un tocco di dolcezza e freschezza.

**Aceto Balsamico:** Aggiungi un filo di aceto balsamico ridotto per un sapore più ricco.

**Formaggio Parmigiano:** Grattugia del formaggio parmigiano sulla piadina per un sapore più intenso.

**Consigli:**

Assicurati che le piadine siano appena riscaldate, in modo che il formaggio diventi cremoso.

Puoi personalizzare ulteriormente aggiungendo olive nere, pomodori secchi o funghi a piacere.

Servi le piadine appena preparate per gustare al meglio il contrasto tra il caldo della piadina e il freddo della rucola.

Accompagna le piadine con una insalata verde leggera o con delle chips di verdure per un pasto completo.

# Insalata Greca con Orzo

**Ingredienti per 4 persone:**
1 tazza (200g) di orzo
1 cetriolo, tagliato a cubetti

1 tazza (150g) di pomodorini ciliegia, tagliati a metà
1 peperone verde, tagliato a cubetti

1 peperone rosso, tagliato a cubetti

1/2 cipolla rossa, affettata sottilmente

200g di formaggio feta, sbriciolato

1/2 tazza (80g) di olive nere, denocciolate e tagliate a fette

1/4 tazza (30g) di olive kalamata, denocciolate e tagliate a fette

1/4 tazza (30ml) di olio d'oliva extra vergine

Succo di 1 limone

1 cucchiaino di origano secco

Sale e pepe nero q.b.

Foglie di menta fresca per decorare

**Valori Nutrizionali (per porzione):**

Calorie: circa 400

Proteine: 10g

Grassi: 15g

Carboidrati: 55g

Fibre: 8g

**Tempi di Preparazione:**

Preparazione: 15 minuti

Cottura dell'orzo: 10-12 minuti

**Preparazione Dettagliata:**

**Cottura dell'Orzo:**

Cuoci l'orzo in acqua salata seguendo le istruzioni sulla confezione. Scolalo al dente e lascialo raffreddare.

**Preparazione delle Verdure:**

In una grande ciotola, unisci cetriolo, pomodorini ciliegia, peperone verde, peperone rosso, cipolla rossa, olive nere e olive kalamata.

## Montaggio dell'Insalata:

Aggiungi l'orzo cotto nella ciotola con le verdure.

## Condimento:

In una piccola ciotola, mescola insieme l'olio d'oliva, il succo di limone, l'origano secco, sale e pepe nero. Versa questo condimento sull'insalata e mescola bene.

## Aggiunta del Formaggio Feta:

Sbriciola il formaggio feta sopra l'insalata e mescola delicatamente.

## Guarnizione e Servizio:

Guarnisci con foglie di menta fresca per un tocco aromatico.

Servi l'insalata greca con orzo come contorno o piatto principale.

## Varianti:

**Pomodori Secchi al Sole**: Aggiungi pomodori secchi al sole per un sapore più intenso.

**Spinaci Freschi:** Aggiungi una manciata di spinaci freschi per un extra di verdure.

Noci Tostate: Cospargi noci tostate per una consistenza croccante.

**Consigli:**

Lascia l'insalata in frigorifero per un'ora prima di servire per permettere ai sapori di amalgamarsi.

Personalizza l'insalata con altre verdure di tua scelta.

Aggiungi pollo grigliato o gamberetti per una versione più proteica.

# Poke Bowl con Salmone Fresco

**Ingredienti per 4 persone:**

2 tazze (400g) di riso sushi cotto

400g di filetto di salmone fresco, tagliato a cubetti

1 avocado maturo, tagliato a fette

1 cetriolo, tagliato a fette sottili

1 carota, julienne o grattugiata

1 tazza (150g) di edamame lessato

1 alga nori, tagliata a strisce

Semi di sesamo tostato per guarnire

Salsa di soia a basso contenuto di sodio per

condire

**Valori Nutrizionali (per porzione):**

Calorie: circa 500

Proteine: 25g

Grassi: 20g

Carboidrati: 60g

Fibre: 8g

**Tempi di Preparazione:**

Preparazione: 20 minuti

**Preparazione Dettagliata:**

### Preparazione del Riso:

Cuoci il riso sushi seguendo le istruzioni sulla confezione. Lascialo raffreddare.

### Preparazione degli Ingredienti:

Taglia il salmone a cubetti uniformi.

Affetta avocado, cetriolo e julienne la carota.

### Montaggio del Poke Bowl:

In ogni bowl, distribuisci uniformemente il riso cotto come base.

Disponi sopra il salmone fresco, l'avocado, il cetriolo, la carota e gli edamame.

### Guarnizione e Condimento:

Aggiungi strisce di alga nori sulla parte superiore.

Cospargi i semi di sesamo tostato come guarnizione.

Condisci con la salsa di soia a basso contenuto di sodio a piacere.

**Mescolatura e Servizio:**

Mescola delicatamente tutti gli ingredienti nel bowl prima di gustare.

Servi immediatamente.

**Varianti:**

**Toppings Extra:** Aggiungi mais dolce, radish, cipolla verde o avocado in più.

**Marinatura del Salmone:** Marinare il salmone in una miscela di salsa di soia, zenzero grattugiato e aglio per un sapore più ricco.

**Salsa Aioli al Wasabi:** Condisci con una salsa aioli al wasabi per un tocco piccante.

**Consigli:**

Utilizza riso sushi di alta qualità per una consistenza migliore.

Assicurati che il salmone sia fresco e di provenienza sicura per consumarlo crudo.

Personalizza il Poke Bowl con i tuoi ingredienti preferiti.

Servi con bastoncini di sushi o con una salsa extra per un'esperienza ancora più deliziosa.

# Frittata di Verdure

**Ingredienti per 4 persone:**
8 uova
1 zucchina, tagliata a fette sottili
1 peperone rosso, tagliato a cubetti
1 cipolla, affettata sottilmente
1 pomodoro maturo, tagliato a cubetti
1 manciata di spinaci freschi
1/2 tazza (50g) di formaggio grattugiato (cheddar, mozzarella o a piacere)
2 cucchiai di olio d'oliva
Sale e pepe nero q.b.
Erbe fresche (prezzemolo, basilico) per guarnire

**Valori Nutrizionali (per porzione):**
Calorie: circa 200
Proteine: 15g
Grassi: 14g
Carboidrati: 5g
Fibre: 2g

**Tempi di Preparazione:**
Preparazione: 15 minuti
Cottura: 15-20 minuti

## Preparazione Dettagliata:

### Preparazione delle Verdure:

In una padella antiaderente, scaldare l'olio d'oliva a fuoco medio.

Aggiungere cipolla, zucchine e peperone rosso. Cuocere finché le verdure sono morbide, circa 5-7 minuti.

Aggiungere il pomodoro e gli spinaci, cuocere per altri 2-3 minuti finché gli spinaci si appassiscono. Aggiustare di sale e pepe secondo il gusto.

### Preparazione delle Uova:

In una ciotola, sbattere le uova con sale e pepe.

Versare le uova sbattute sopra le verdure nella padella.

### Cottura della Frittata:

Cuocere a fuoco medio-basso senza mescolare, lasciando che le uova si assestino sul fondo della padella. Quando i bordi iniziano a solidificarsi, alzare delicatamente con una spatola per far scorrere le uova non cotte sotto.

## Aggiunta del Formaggio e Finitura:

Distribuire uniformemente il formaggio grattugiato sulla superficie della frittata.

Trasferire la padella in forno preriscaldato a 180°C e cuocere per ulteriori 5-8 minuti o fino a quando la frittata è gonfia e dorata.

## Guarnizione e Servizio:

Guarnire con erbe fresche come prezzemolo o basilico.

Tagliare la frittata in spicchi e servire calda.

## Varianti:

**Aggiunta di Pancetta o Prosciutto:** Aggiungere pancetta croccante o prosciutto cotto per un sapore più ricco.

**Formaggi Diversi:** Sperimentare con diversi tipi di formaggio come feta, cheddar o formaggio di capra.

**Erbe Aromatiche:** Aggiungere erbe aromatiche come rosmarino o timo per un aroma extra.

## Consigli:

Utilizzare una padella antiaderente per evitare che

la frittata si attacchi.

Assicurarsi che le verdure siano cotte al dente prima di aggiungere le uova.

Personalizzare la ricetta con le verdure di tua scelta per adattarla ai tuoi gusti.

# Insalata di Ceci e Pomodori

**Ingredienti per 4 persone:**
2 lattine (400g ciascuna) di ceci, sciacquati e sgocciolati
2 tazze (300g) di pomodorini ciliegia, tagliati a metà
1 cetriolo, tagliato a cubetti
1 peperone rosso, tagliato a cubetti
1/2 cipolla rossa, affettata sottilmente
1/4 tazza (30g) di olive nere, denocciolate e tagliate a fette
1/4 tazza (30g) di olive kalamata, denocciolate e tagliate a fette
1/2 tazza (30g) di formaggio feta, sbriciolato
1/4 tazza (60ml) di olio d'oliva extra vergine
Succo di 1 limone
2 cucchiai di aceto di vino rosso
1 cucchiaino di origano secco
Sale e pepe nero q.b.
Foglie di basilico fresco

per guarnire

**Valori Nutrizionali (per porzione):**

Calorie: circa 300

Proteine: 10g

Grassi: 15g

Carboidrati: 30g

Fibre: 8g

**Tempi di Preparazione:**

Preparazione: 15 minuti

## Preparazione Dettagliata:

### Preparazione degli Ingredienti:

In una grande ciotola, unisci i ceci sciacquati, pomodorini ciliegia, cetriolo, peperone rosso, cipolla rossa, olive nere e olive kalamata.

### Condimento dell'Insalata:

In una piccola ciotola, mescola insieme olio d'oliva, succo di limone, aceto di vino rosso, origano secco, sale e pepe nero. Questa sarà la vinaigrette per condire l'insalata.

### Montaggio dell'Insalata:

Versa la vinaigrette sopra gli ingredienti nella ciotola e mescola delicatamente per garantire che gli ingredienti siano ben conditi.

### Aggiunta del Formaggio Feta:

Sbriciola il formaggio feta sopra l'insalata e

mescola delicatamente per distribuirlo uniformemente.

### Guarnizione e Servizio:

Guarnisci con foglie di basilico fresco per un tocco aromatico.

Servi l'insalata di ceci e pomodori come contorno o piatto principale.

### Varianti:

Aggiunta di Cetrioli a Spirale: Utilizza cetrioli a spirale per una presentazione più creativa.

Pomodori Secchi al Sole: Aggiungi pomodori secchi al sole per un sapore più intenso.

Noci Tostate: Cospargi noci tostate per una consistenza croccante.

### Consigli:

Lascia riposare l'insalata in frigorifero per almeno 30 minuti prima di servire per consentire ai sapori di amalgamarsi.

Puoi personalizzare ulteriormente aggiungendo avocado a fette o prezzemolo fresco tritato.

Conserva l'insalata in un contenitore ermetico in

frigorifero per goderti un pranzo sano durante la settimana.

# Cene Gustose e Equilibrate

## Pollo Grigliato con Salsa di Limone e Erbe

**Ingredienti per 4 persone:**
4 petti di pollo senza pelle
2 limoni (succo e scorza)
2 cucchiai di olio d'oliva extra vergine
2 spicchi d'aglio, tritati finemente
1 cucchiaino di timo fresco, tritato
1 cucchiaino di rosmarino fresco, tritato
Sale e pepe nero q.b.
Rametti di prezzemolo fresco per guarnire

**Valori Nutrizionali (per porzione):**
Calorie: circa 250
Proteine: 30g
Grassi: 12g
Carboidrati: 3g
Fibre: 1g

**Tempi di Preparazione:**
Preparazione: 15 minuti
Marinatura: 30 minuti
Cottura: 15 minuti

**Preparazione Dettagliata:**

**Marinatura del Pollo:**

In una ciotola, mescola il succo di limone, la scorza di limone, l'olio d'oliva, l'aglio tritato, il timo, il rosmarino, sale e pepe.

Posiziona i petti di pollo in una teglia e versa metà della marinata sopra di essi. Lascia marinare in frigorifero per almeno 30 minuti.

## Grigliatura del Pollo:

Preriscalda la griglia a fuoco medio-alto.

Scola il pollo dalla marinata e griglia per circa 6-8 minuti per lato o fino a quando è ben cotto e ha ottenuto segni di griglia.

## Preparazione della Salsa:

Riscalda il resto della marinata in una piccola pentola a fuoco medio, fino a quando si addensa leggermente. Questa sarà la salsa di accompagnamento.

## Servizio:

Disponi i petti di pollo grigliato su un piatto da portata.

Versa la salsa di limone e erbe sopra il pollo.

Guarnisci con rametti di prezzemolo fresco.

## Varianti:

**Aggiunta di Miele:** Aggiungi un cucchiaino di miele alla marinata per un tocco di dolcezza.

**Salsa allo Yogurt:** Sostituisci la salsa di limone con una salsa allo yogurt e menta.

**Marinatura Prolungata:** Lascia marinare il pollo per diverse ore o durante la notte per una maggiore intensità di sapore.

**Consigli:**

Assicurati che la griglia sia ben calda prima di cuocere il pollo per ottenere una grigliatura perfetta.

Controlla la cottura del pollo utilizzando un termometro per carne; la temperatura interna dovrebbe raggiungere almeno 74°C.

Accompagna il pollo con contorni leggeri come insalata verde o verdure grigliate per un pasto bilanciato.

# Salmone al Forno con Salsa di Avocado

**Ingredienti per 4 persone:**

4 filetti di salmone (circa 150g ciascuno)

2 avocado maturi

1 limone (succo)

2 cucchiai di olio d'oliva extra vergine

2 spicchi d'aglio, tritati finemente

Sale e pepe nero q.b.

1 cucchiaino di paprika dolce (opzionale)

Rametti di prezzemolo fresco per guarnire

**Valori Nutrizionali (per porzione):**

Calorie: circa 300

Proteine: 25g

Grassi: 20g

Carboidrati: 10g

Fibre: 7g

**Tempi di Preparazione:**

Preparazione: 15 minuti

Cottura: 15 minuti

**Preparazione Dettagliata:**

**Preparazione del Salmone:**

Preriscalda il forno a 200°C.

Adagia i filetti di salmone su una teglia rivestita di carta da forno.

Condisci il salmone con olio d'oliva, succo di limone, aglio tritato, sale, pepe nero e, se desiderato, paprika dolce.

**Cottura del Salmone:**

Cuoci il salmone nel forno preriscaldato per circa 12-15 minuti o fino a quando è cotto uniformemente e si sfalda facilmente con una forchetta.

## Preparazione della Salsa di Avocado:

Mentre il salmone cuoce, prepara la salsa di avocado. In una ciotola, schiaccia gli avocado maturi con una forchetta.

Aggiungi il succo di limone, sale e pepe. Mescola fino a ottenere una consistenza cremosa.

## Servizio:

Una volta cotto, posiziona i filetti di salmone su piatti individuali.

Versa generosamente la salsa di avocado sopra il salmone.

Guarnisci con rametti di prezzemolo fresco.

## Varianti:

**Aggiunta di Pomodori Ciliegia**: Aggiungi pomodorini ciliegia tagliati a metà alla salsa di avocado per un tocco fresco.

**Insalata di Avocado e Mais:** Aggiungi mais e avocado a cubetti per una salsa più sostanziosa.

**Consigli:**

Assicurati di scegliere avocado maturi per ottenere una salsa cremosa.

Controlla la cottura del salmone a metà tempo; potrebbe essere necessario coprirlo con carta stagnola per evitare che si secchi.

Accompagna il piatto con contorni leggeri come riso integrale o quinoa.

# Insalata di Quinoa con Verdure Grigliate

**Ingredienti per 4 persone:**
1 tazza (200g) di quinoa
2 tazze (400ml) di acqua
1 melanzana, tagliata a fette sottili
1 zucchina, tagliata a fette sottili
1 peperone rosso, tagliato a strisce
1 cipolla rossa, affettata sottilmente
2 cucchiai di olio d'oliva extra vergine
Sale e pepe nero q.b.
1 cucchiaino di origano secco
1 limone (succo)
1/4 tazza (30g) di formaggio feta, sbriciolato (opzionale)
1/4 tazza (30g) di mandorle tostate, tritate (opzionale)

Foglie di basilico fresco per guarnire

**Valori Nutrizionali (per porzione):**
Calorie: circa 300
Proteine: 10g
Grassi: 12g

Carboidrati: 40g
Fibre: 8g

**Tempi di Preparazione:**
Preparazione: 15 minuti
Cottura Quinoa: 15 minuti
Grigliatura Verdure: 10 minuti

**Preparazione Dettagliata:**

**Preparazione della Quinoa:**

Risciacqua bene la quinoa sotto acqua corrente.

In una pentola, porta a ebollizione 2 tazze di acqua salata. Aggiungi la quinoa e cuoci a fuoco medio-basso per circa 15 minuti o fino a quando l'acqua è assorbita. Lascia riposare coperto per 5 minuti, poi sgranala con una forchetta.

**Grigliatura delle Verdure:**

In una ciotola, condisci le fette di melanzana, zucchina, peperone rosso e cipolla rossa con olio d'oliva, sale, pepe e origano secco.

Griglia le verdure su una griglia calda per circa

5 minuti per lato o fino a quando sono tenere e leggermente dorati.

## Montaggio dell'Insalata:

In una grande ciotola, mescola la quinoa cotta con le verdure grigliate.

Spremi il succo di limone sopra l'insalata e mescola bene.

Aggiungi il formaggio feta e le mandorle tostate se desiderato.

## Guarnizione e Servizio:

Guarnisci con foglie di basilico fresco prima di servire.

## Varianti:

**Aggiunta di Pomodorini Ciliegia:** Aggiungi pomodorini ciliegia tagliati a metà per un tocco fresco.

**Salsa allo Yogurt:** Servi l'insalata con una salsa leggera allo yogurt e aglio.

## Consigli:

Puoi grigliare le verdure anche su una padella grill in cucina se non hai una griglia esterna.

Lascia raffreddare leggermente le verdure grigliate prima di aggiungerle alla quinoa per evitare che la quinoa diventi troppo calda.

Conserva l'insalata in frigorifero per un pranzo sano da asporto o come cena leggera.

# Tacos di Pollo con Salsa di Mango

**Ingredienti per 4 persone:**
Per i Tacos di Pollo:
500g di petto di pollo, tagliato a strisce sottili
2 cucchiai di olio d'oliva extra vergine
1 cucchiaino di paprika
1 cucchiaino di cumino
1 cucchiaino di aglio in polvere
Sale e pepe nero q.b.
8 tortillas di mais o grano
Per la Salsa di Mango:
1 mango maturo, pelato e tagliato a cubetti
1 peperoncino verde, tritato finemente
1 cipolla rossa, tritata finemente
Succo di 1 lime
Coriandolo fresco, tritato
Sale q.b.

**Valori Nutrizionali (per porzione):**
Calorie: circa 350
Proteine: 25g
Grassi: 10g
Carboidrati: 40g
Fibre: 5g

**Tempi di Preparazione:**

Preparazione: 20 minuti

Cottura del Pollo: 15 minuti

**Preparazione Dettagliata:**

**Tacos di Pollo:**

In una ciotola, condisci le strisce di pollo con paprika, cumino, aglio in polvere, sale e pepe.

Scaldare l'olio in una padella a fuoco medio-alto.

Cuocere le strisce di pollo nella padella finché sono ben cotte e dorare su entrambi i lati, circa 5-7 minuti per lato.

Riscaldare le tortillas in un'altra padella o nel forno.

**Salsa di Mango:**

In una ciotola, mescolare il mango a cubetti, peperoncino verde, cipolla rossa, succo di lime e coriandolo fresco.

Aggiungere sale a piacere e mescolare bene.

**Servizio:**

Riempire ogni tortilla con le strisce di pollo grigliato.

Aggiungere una generosa porzione di salsa di mango sopra il pollo.

Arrotolare i tacos e servire immediatamente.

**Varianti:**

**Guacamole**: Aggiungi una porzione di guacamole per un tocco cremoso.

**Salsa Piccante:** Aggiungi salsa piccante se preferisci un piatto più piccante.

**Vegetariano**: Sostituisci il pollo con tofu o fagioli neri per un'opzione vegetariana.

**Consigli:**

Personalizza i tacos con i tuoi ingredienti preferiti come formaggio, lattuga o pomodori.

Puoi preparare la salsa di mango in anticipo e conservarla in frigorifero fino al momento di servire.

Servi i tacos con spicchi di lime per un tocco di acidità aggiuntiva.

# Zuppa di Lenticchie con Spinaci e Pomodoro

## Ingredienti per 4 persone:

1 tazza (200g) di lenticchie secche

1 cipolla, tritata

2 carote, tagliate a dadini

2 coste di sedano, tagliate a dadini

3 spicchi d'aglio, tritati

1 lattina (400g) di pomodori a cubetti

4 tazze (1 litro) di brodo vegetale

2 tazze (150g) di spinaci freschi, lavati e tritati

2 cucchiai di olio d'oliva extra vergine

1 cucchiaino di cumino in polvere

1 cucchiaino di paprika dolce

Sale e pepe nero q.b.

Foglie di basilico fresco per guarnire (opzionale)

## Valori Nutrizionali (per porzione):

Calorie: circa 300

Proteine: 15g

Grassi: 5g

Carboidrati: 50g

Fibre: 15g

## Tempi di Preparazione:

Preparazione: 15 minuti

Cottura: 30-40 minuti

## Preparazione Dettagliata:

## Preparazione delle Lenticchie:

Risciacqua bene le lenticchie sotto acqua corrente e mettile da parte.

## Soffritto di Verdure:

In una pentola capiente, riscalda l'olio d'oliva a

fuoco medio.

Aggiungi cipolla, carote, sedano e aglio. Soffriggi finché le verdure sono tenere.

## Cottura delle Lenticchie:

Aggiungi le lenticchie risciacquate alle verdure soffritte e mescola bene.

Versa il brodo vegetale e i pomodori a cubetti nella pentola.

Aggiungi cumino, paprika, sale e pepe. Mescola bene.

## Simmer e Aggiunta degli Spinaci:

Porta la zuppa a ebollizione, quindi riduci il fuoco e lascia sobbollire per 25-30 minuti o fino a quando le lenticchie sono tenere.

Aggiungi gli spinaci tritati e cuoci per altri 5 minuti fino a quando sono appassiti.

## Servizio:

Servi la zuppa calda, guarnendo con foglie di basilico fresco se desiderato.

## Varianti:

**Zuppa Cremosa:** Frulla una porzione della zuppa per ottenere una consistenza cremosa.

**Aggiunta di Salsiccia:** Aggiungi salsiccia italiana sbriciolata per un tocco di sapore extra.

**Topping di Formaggio:** Guarnisci con formaggio grattugiato prima di servire.

## Consigli:

Regola la consistenza della zuppa aggiungendo più brodo se necessario.

Conserva le porzioni rimanenti in contenitori ermetici per i pasti successivi.

Accompagna la zuppa con pane integrale o crostini per un pasto completo.

# Tagliatelle di Zucchine con Pesto di Basilico

**Ingredienti per 4 persone:**
Per le Tagliatelle di Zucchine:
4 zucchine medie
2 cucchiai di olio d'oliva extra vergine

Sale e pepe nero q.b.
Per il Pesto di Basilico:
2 tazze (50g) di foglie di basilico fresco
1/2 tazza (60g) di noci o pinoli
1/2 tazza (50g) di

formaggio Parmigiano grattugiato

2 spicchi d'aglio

1/2 tazza (120ml) di olio d'oliva extra vergine

Sale e pepe nero q.b.

Valori Nutrizionali (per porzione):

Calorie: circa 250

Proteine: 8g

Grassi: 20g

Carboidrati: 12g

Fibre: 4g

**Tempi di Preparazione:**

Preparazione: 15 minuti

Tempo di riposo del pesto: 10 minuti

Tempo di preparazione delle zucchine: 5 minuti

**Preparazione Dettagliata:**

**Tagliatelle di Zucchine:**

**Preparazione delle Zucchine:**

Utilizza uno spiralizzatore per tagliare le zucchine a forma di tagliatelle lunghe.

In alternativa, usa un pelapatate per ottenere strisce sottili simili a tagliatelle.

**Cottura delle Zucchine:**

In una padella grande, scalda l'olio d'oliva a fuoco medio.

Aggiungi le tagliatelle di zucchine e cuoci per 3-4 minuti, mescolando occasionalmente.

Aggiusta di sale e pepe a piacere.

## Pesto di Basilico:

### Preparazione del Pesto:

In un frullatore, unisci foglie di basilico, noci o pinoli, formaggio Parmigiano e aglio.

Frulla gli ingredienti, aggiungendo gradualmente l'olio d'oliva fino a ottenere una consistenza cremosa.

Aggiusta di sale e pepe a piacere.

## Completamento del Piatto:

Versa il pesto di basilico sopra le tagliatelle di zucchine in padella.

Mescola bene fino a quando le zucchine sono uniformemente ricoperte.

## Servizio:

Servi le tagliatelle di zucchine con una generosa porzione di pesto di basilico.

Opzionalmente, cospargi con formaggio Parmigiano grattugiato aggiuntivo e foglie di basilico fresco.

## Varianti:

**Pesto di Rucola:** Sostituisci metà delle foglie di basilico con rucola per un tocco piccante.

**Pesto di Avocado:** Aggiungi mezzo avocado maturo al pesto per una consistenza cremosa e un sapore extra.

## Consigli:

Le tagliatelle di zucchine sono meglio cucinate al dente per mantenere una consistenza croccante.

Conserva eventuali avanzati in frigorifero e riscalda leggermente prima di servire.

Accompagna con pomodorini freschi o aggiungi cubetti di pollo grigliato per un pasto più sostanzioso.

# Bowl di Quinoa con Verdure Miste

**Ingredienti per 4 persone:**

1 tazza (200g) di quinoa

2 tazze (500ml) di brodo vegetale

1 zucchina, tagliata a cubetti

1 peperone rosso, tagliato a strisce

1 carota, tagliata a fette sottili

1 tazza (150g) di

pomodorini ciliegia, tagliati a metà

1 tazza (150g) di ceci cotti

2 cucchiai di olio d'oliva extra vergine

1 cucchiaino di origano secco

Sale e pepe nero q.b.

Succo di 1 limone

Foglie di basilico fresco per guarnire

**Valori Nutrizionali (per porzione):**

Calorie: circa 350

Proteine: 12g

Grassi: 10g

Carboidrati: 55g

Fibre: 10g

**Tempi di Preparazione:**

Preparazione: 15 minuti

Cottura Quinoa: 15 minuti

Preparazione Verdure: 10 minuti

## Preparazione Dettagliata:

### Preparazione della Quinoa:

Risciacqua bene la quinoa sotto acqua corrente.

In una pentola, porta a ebollizione 2 tazze di brodo vegetale. Aggiungi la quinoa, riduci il fuoco e cuoci coperto per circa 15 minuti o fino a quando la quinoa è cotta e l'acqua è assorbita.

### Preparazione delle Verdure:

In una padella, riscalda l'olio d'oliva a fuoco medio.

Aggiungi zucchine, peperone rosso, carote e origano

secco. Cuoci per 5-7 minuti o finché le verdure sono tenere.

## Completamento del Bowl:

In una ciotola, unisci la quinoa cotta con le verdure saltate, pomodorini ciliegia tagliati a metà e ceci cotti.

Aggiungi sale, pepe e succo di limone. Mescola bene.

## Guarnizione e Servizio:

Guarnisci con foglie di basilico fresco prima di servire.

## Varianti:

**Aggiunta di Avocado:** Aggiungi fette di avocado per una cremosità extra.

**Formaggio Feta:** Sbriciola formaggio feta sopra il bowl per un tocco salato.

**Salsa Tahini:** Condisci con una salsa tahini per un sapore ricco.

## Consigli:

Puoi preparare la quinoa in anticipo e conservarla in frigorifero.

Personalizza il bowl con le tue verdure preferite.

Aggiungi semi di girasole tostati o noci per un tocco croccante.

# Polpette di Turchia con Salsa di Yogurt al Limone

**Ingredienti per 4 persone:**
Per le Polpette di Turchia:
500g di carne di tacchino macinata
1 cipolla, tritata finemente
2 spicchi d'aglio, tritati
1/2 tazza (50g) di pangrattato
1 uovo
1 cucchiaino di origano secco
1 cucchiaino di cumino in polvere
Sale e pepe nero q.b.

2 cucchiai di olio d'oliva extra vergine per la cottura
Per la Salsa di Yogurt al Limone:
1 tazza (240g) di yogurt greco
Succo di 1 limone
Scorza di limone grattugiata
1 cucchiaio di menta fresca, tritata
Sale e pepe nero q.b.

**Valori Nutrizionali (per porzione):**
Calorie: circa 300

Proteine: 25g

Grassi: 15g

Carboidrati: 15g

Fibre: 2g

**Tempi di Preparazione:**

Preparazione: 20 minuti

Cottura: 15-20 minuti

## Preparazione Dettagliata:

## Polpette di Turchia:

In una ciotola, mescola la carne di tacchino macinata, cipolla, aglio, pangrattato, uovo, origano, cumino, sale e pepe.

Forma delle polpette della dimensione di una noce con le mani umide.

In una padella antiaderente, riscalda l'olio d'oliva a fuoco medio.

Cuoci le polpette per 6-8 minuti, girandole occasionalmente, finché sono ben cotte e dorati su tutti i lati.

## Salsa di Yogurt al Limone:

In una ciotola, mescola lo yogurt greco, il succo di limone, la scorza di limone grattugiata e la menta fresca.

Aggiusta di sale e pepe a piacere.

## Servizio:

Disponi le polpette su un piatto da portata.

Accompagna con la salsa di yogurt al limone.

**Varianti:**

**Aggiunta di Erbe Fresche:** Aggiungi prezzemolo o coriandolo fresco alla carne delle polpette per un aroma extra.

**Salsa di Pomodoro:** Servi le polpette con una salsa di pomodoro leggera per una variazione.

**Consigli:**

Servi le polpette su un letto di insalata verde o con un contorno di verdure grigliate.

La salsa di yogurt al limone può essere preparata in anticipo e conservata in frigorifero.

Accompagna il piatto con riso basmati o couscous per un pasto completo.

# Tofu al Curry con Verdure

**Ingredienti per 4 persone:**

Per il Tofu al Curry:

400g di tofu, tagliato a cubetti

2 cucchiai di olio di cocco

1 cipolla, tritata

2 spicchi d'aglio, tritati

1 peperone rosso, tagliato a strisce

1 zucchina, tagliata a rondelle

1 carota, tagliata a fette sottili

1 tazza (200g) di broccoli, diviso in cimette

1 lattina (400ml) di latte di cocco

2 cucchiai di pasta di curry rosso

Sale e pepe nero q.b.

Succo di lime per guarnire

Coriandolo fresco per guarnire (opzionale)

**Valori Nutrizionali (per porzione):**

Calorie: circa 300

Proteine: 15g

Grassi: 20g

Carboidrati: 20g

Fibre: 5g

**Tempi di Preparazione:**

Preparazione: 20 minuti

Cottura: 20 minuti

**Preparazione Dettagliata:**

**Preparazione del Tofu:**

Sciacqua i cubetti di tofu sotto acqua corrente.

In una padella antiaderente, riscalda 1 cucchiaio di olio di cocco e rosola i cubetti di tofu fino a doratura su tutti i lati. Metti da parte.

**Preparazione delle Verdure:**

Nella stessa padella, aggiungi il restante olio di cocco.

Soffriggi cipolla e aglio fino a quando sono dorati.

Aggiungi peperone rosso, zucchina, carota e broccoli. Cuoci per 5-7 minuti finché le verdure sono tenere ma croccanti.

**Creazione della Salsa al Curry:**

Aggiungi la pasta di curry rosso alle verdure e mescola bene.

Versa il latte di cocco nella padella e mescola fino a quando la salsa diventa cremosa.

Aggiusta di sale e pepe a piacere.

**Completamento del Piatto:**

Aggiungi i cubetti di tofu rosolati nella salsa di curry e mescola delicatamente per coprire il tofu con la salsa.

Cuoci a fuoco medio per altri 5-7 minuti.

**Servizio:**

Servi il tofu al curry con verdure su un letto di riso

basmati o quinoa.

Guarnisci con succo di lime fresco e coriandolo fresco se desiderato.

### Varianti:

**Tofu al Curry Thai:** Sostituisci la pasta di curry rosso con pasta di curry verde per un tocco thai.

**Aggiunta di Peperoncino:** Per un piatto più piccante, aggiungi peperoncino fresco tritato alla salsa.

### Consigli:

Utilizza tofu extra-forte o affumicato per un sapore più pronunciato.

Personalizza le verdure in base alle tue preferenze.

Servi con una spruzzata di lime per un tocco di freschezza.

# Melanzane Ripiene di Quinoa e Verdure

**Ingredienti per 4 persone:**
**Per le Melanzane:**

4 melanzane medie
2 cucchiai di olio d'oliva extra vergine
Sale e pepe nero q.b.

**Per il Ripieno di Quinoa e Verdure:**

1 tazza (200g) di quinoa

2 tazze (500ml) di brodo vegetale

1 cipolla, tritata

2 spicchi d'aglio, tritati

1 zucchina, tagliata a cubetti

1 peperone rosso, tagliato a cubetti

1 tazza (150g) di pomodorini ciliegia, tagliati a metà

1 tazza (150g) di feta o formaggio di capra, sbriciolato

1/4 tazza (15g) di basilico fresco, tritato

2 cucchiai di pinoli tostati

Sale e pepe nero q.b.

**Valori Nutrizionali (per porzione):**

Calorie: circa 350

Proteine: 12g

Grassi: 15g

Carboidrati: 45g

Fibre: 8g

**Tempi di Preparazione:**

Preparazione: 20 minuti

Cottura Melanzane: 30-35 minuti

Cottura Quinoa: 15 minuti

**Preparazione Dettagliata:**

**Melanzane:**

Preriscalda il forno a 200°C.

Taglia le melanzane a metà per il lungo.

Incidi la polpa delle melanzane con un coltello, creando un motivo a griglia.

Spennella le melanzane con olio d'oliva e salpimenta.

Disponi le melanzane su una teglia foderata con carta da forno e cuoci in forno per 30-35 minuti o finché sono tenere.

**Ripieno di Quinoa e Verdure:**

Risciacqua bene la quinoa sotto acqua corrente.

In una pentola, porta a ebollizione 2 tazze di brodo vegetale. Aggiungi la quinoa, riduci il fuoco e cuoci coperto per circa 15 minuti o fino a quando la quinoa è cotta e l'acqua è assorbita.

In una padella, riscalda un po' d'olio e soffriggi cipolla e aglio fino a doratura.

Aggiungi zucchine, peperone rosso, pomodorini e cuoci per altri 5-7 minuti.

In una ciotola grande, mescola la quinoa cotta con le verdure saltate, feta o formaggio di capra, basilico fresco e pinoli tostati. Aggiusta di sale e pepe.

**Completamento delle Melanzane Ripiene:**

Riempie le melanzane con il misto di quinoa e verdure.

Inforna per altri 10 minuti o finché il ripieno è ben riscaldato.

## Servizio:

Servi le melanzane ripiene calde, guarnendo con basilico fresco e pinoli tostati.

## Varianti:

**Melanzane al Pomodoro:** Aggiungi salsa di pomodoro al ripieno per un tocco extra di umidità.

**Formaggio Gratinato:** Spolvera formaggio grattugiato sulla parte superiore delle melanzane prima di gratinarle in forno.

## Consigli:

Accompagna con una salsa tzatziki o una semplice insalata verde.

Puoi preparare il ripieno in anticipo per una preparazione più veloce.

Sperimenta con altre verdure di stagione nel ripieno.

# Wraps di Pollo con Guacamole

**Ingredienti per 4 persone:**

**Per il Pollo:**

500g di petto di pollo, tagliato a strisce

2 cucchiai di olio d'oliva extra vergine

1 cucchiaino di paprika

1 cucchiaino di cumino in polvere

1 cucchiaino di aglio in polvere

Sale e pepe nero q.b.

**Per il Guacamole:**

2 avocado maturi

Succo di 1 lime

1 pomodoro, a cubetti

1/4 tazza (25g) di cipolla rossa, tritata finemente

1 spicchio d'aglio, tritato

1/4 tazza (15g) di

coriandolo fresco, tritato

Sale e pepe nero q.b.

**Per i Wraps:**

4 tortillas integrali

Foglie di lattuga

Pomodori a fette

Formaggio grattugiato (opzionale)

Salsa piccante (opzionale)

**Valori Nutrizionali (per porzione):**

Calorie: circa 400

Proteine: 25g

Grassi: 20g

Carboidrati: 35g

Fibre: 10g

**Tempi di Preparazione:**

Preparazione: 15 minuti

Cottura Pollo: 10-12 minuti

**Preparazione Dettagliata:**

**Pollo:**

In una ciotola, mescola il petto di pollo con olio d'oliva, paprika, cumino, aglio in polvere, sale e pepe.

In una padella, cuoci il pollo a fuoco medio-alto fino a quando è dorato e completamente cotto (circa 5-6 minuti per lato).

**Guacamole:**

In una ciotola, schiaccia gli avocado con una forchetta.

Aggiungi il succo di lime, pomodoro a cubetti, cipolla rossa, aglio, coriandolo, sale e pepe. Mescola bene.

**Wraps:**

Scaldare le tortillas integrali seguendo le istruzioni dell'imballaggio.

Distribuisci il pollo cotto al centro di ogni tortilla.

Aggiungi una generosa porzione di guacamole sopra il pollo.

Aggiungi foglie di lattuga, fette di pomodoro, formaggio grattugiato e salsa piccante se desiderato.

Piegare i lati della tortilla verso il centro, quindi arrotolare da un lato per formare il wrap.

**Servizio:**

Taglia i wraps a metà diagonalmente e servili subito.

**Varianti:**

**Wrap Vegano:** Sostituisci il pollo con tofu marinato o ceci arrostiti per una versione vegana.

**Salsa Piccante:** Aggiungi jalapeños o salsa piccante per un tocco di calore.

**Consigli:**

Puoi preparare il guacamole in anticipo, ma assicurati di coprirlo con pellicola trasparente per evitare l'ossidazione.

Personalizza i wraps con le tue verdure preferite.

## Frittata di Funghi e Spinaci

**Ingredienti per 4 persone:**
8 uova

200g di funghi, affettati
150g di spinaci freschi, lavati e tritati
1 cipolla, tritata

2 cucchiai di olio d'oliva extra vergine

Sale e pepe nero q.b.

1/2 tazza (50g) di formaggio grattugiato (cheddar, parmigiano, o formaggio a piacere)

Erbe fresche (prezzemolo, timo o rosmarino) per guarnire

**Valori Nutrizionali (per porzione):**

Calorie: circa 200

Proteine: 15g

Grassi: 15g

Carboidrati: 3g

Fibre: 1g

**Tempi di Preparazione:**

Preparazione: 15 minuti

Cottura: 15-20 minuti

**Preparazione Dettagliata:**

In una padella antiaderente, riscalda l'olio d'oliva a fuoco medio. Aggiungi la cipolla e cuoci fino a quando diventa trasparente.

Aggiungi i funghi affettati e cuoci per circa 5-7 minuti o fino a quando sono dorati e l'acqua si è completamente evaporata.

Aggiungi gli spinaci tritati nella padella e cuoci fino a quando sono appassiti. Aggiusta di sale e pepe a piacere.

In una ciotola, sbatti le uova. Aggiungi il formaggio grattugiato e mescola bene.

Versa le uova sbattute sulla padella con funghi e

spinaci. Mescola delicatamente per distribuire uniformemente gli ingredienti.

Cuoci la frittata a fuoco medio-basso per circa 10-12 minuti o fino a quando il bordo diventa dorato e il centro è appena solidificato.

Pre-riscalda il grill del forno e trasferisci la padella sotto il grill per circa 3-5 minuti o fino a quando la superficie della frittata è ben dorata e gonfia.

Una volta cotta, sforna la frittata e guarnisci con erbe fresche a piacere.

Lascia raffreddare leggermente prima di tagliare la frittata in spicchi e servire.

**Varianti:**

Aggiungi pomodori secchi o pomodorini ciliegia per un tocco di freschezza.

Sperimenta con diversi tipi di formaggi come feta o mozzarella.

**Consigli:**

Servi la frittata calda o a temperatura ambiente.

È un'ottima opzione per la colazione, il pranzo o la cena.

# Gamberi alla Griglia con Salsa di Mango e Peperoncino

**Ingredienti per 4 persone:**

**Per i Gamberi:**

500g di gamberi, puliti e spellati

2 cucchiai di olio d'oliva extra vergine

2 spicchi d'aglio, tritati finemente

Succo di 1 limone

Sale e pepe nero q.b.

**Per la Salsa di Mango e Peperoncino:**

1 mango maturo, pelato e tagliato a cubetti

1 peperoncino rosso, tritato finemente

1 cucchiaio di zenzero fresco, grattugiato

2 cucchiai di coriandolo fresco, tritato

Succo di 1 lime

Sale e pepe nero q.b.

**Valori Nutrizionali (per porzione):**

Calorie: circa 250

Proteine: 25g

Grassi: 8g

Carboidrati: 20g

Fibre: 3g

**Tempi di Preparazione:**

Preparazione: 15 minuti

Marinatura: 30 minuti

Cottura: 5-7 minuti

**Preparazione Dettagliata:**

**Marinatura dei Gamberi:**

In una ciotola, mescola i gamberi con olio d'oliva,

aglio tritato, succo di limone, sale e pepe.

Copri la ciotola e lascia marinare in frigorifero per almeno 30 minuti.

**Salsa di Mango e Peperoncino:**

In un mixer, frulla il mango a cubetti fino a ottenere una consistenza liscia.

Trasferisci il purè di mango in una ciotola.

Aggiungi peperoncino tritato, zenzero grattugiato, coriandolo fresco, succo di lime, sale e pepe. Mescola bene.

**Cottura dei Gamberi:**

Preriscalda la griglia a fuoco medio-alto.

Infila i gamberi su spiedini da griglia.

Cuoci i gamberi sulla griglia per 2-3 minuti per lato o fino a quando sono rosa e ben cotti.

**Servizio:**

Disponi i gamberi grigliati su un piatto da portata.

Versa generosamente la salsa di mango e peperoncino sopra i gamberi.

**Varianti:**

**Salsa Piccante:** Aggiungi peperoncino extra per una salsa più piccante.

**Aromi Aggiuntivi:** Sperimenta con l'aggiunta di erbe fresche come menta o basilico alla salsa.

## Consigli:

Servi i gamberi alla griglia con riso basmati o couscous per un pasto completo.

La salsa di mango e peperoncino può essere preparata in anticipo e conservata in frigorifero.

Guarnisci con foglie di coriandolo fresco prima di servire per un tocco di freschezza.

# Couscous con Verdure al Curry

**Ingredienti per 4 persone:**

**Per il Couscous:**
1 tazza (200g) di couscous
1 tazza (240ml) di brodo vegetale
1 cucchiaio di olio d'oliva extra vergine

Sale q.b.
Per le Verdure al Curry:
1 zucchina, tagliata a cubetti
1 melanzana, tagliata a cubetti
1 peperone rosso, tagliato a strisce
1 cipolla, affettata
2 carote, tagliate a

rondelle
2 cucchiai di olio d'oliva
extra vergine
2 cucchiai di pasta di
curry
1 lattina (400g) di latte di
cocco
Sale e pepe nero q.b.

**Per la Guarnizione:**
Mandorle tostate, tritate
Coriandolo fresco, tritato

**Valori Nutrizionali (per porzione):**
Calorie: circa 400
Proteine: 10g
Grassi: 15g
Carboidrati: 60g
Fibre: 8g

**Tempi di Preparazione:**
Preparazione: 15 minuti
Cottura: 20-25 minuti

**Preparazione Dettagliata:**

**Preparazione del Couscous:**

In una casseruola, porta a ebollizione il brodo vegetale con un pizzico di sale.

Versa il couscous in una ciotola e aggiungi l'olio d'oliva.

Versa il brodo bollente sul couscous, copri con un coperchio e lascia riposare per 5 minuti.

Sgranare il couscous con una forchetta per renderlo leggero e soffice.

**Preparazione delle Verdure al Curry:**

In una grande padella, riscalda l'olio d'oliva a fuoco medio.

Aggiungi la cipolla e cuoci fino a quando diventa trasparente.

Aggiungi le carote, la zucchina, la melanzana e il peperone. Cuoci per 5-7 minuti o fino a quando le verdure sono tenere.

Aggiungi la pasta di curry e mescola bene per ricoprire uniformemente le verdure.

Versa il latte di cocco nella padella e porta a ebollizione. Riduci il fuoco e lascia cuocere a fuoco lento per 10-15 minuti fino a quando la salsa si addensa.

Regola di sale e pepe secondo il tuo gusto.

## Servizio:

Disponi il couscous su un piatto da portata e coprilo con le verdure al curry.

Guarnisci con mandorle tostate tritate e coriandolo fresco.

## Varianti:

Aggiungi ceci o fagioli neri per aumentare il

contenuto proteico.

Sperimenta con altri tipi di curry o spezie a tuo piacimento.

**Consigli:**

Puoi preparare il couscous e le verdure in anticipo e riscaldarli al momento di servire.

Servi con uno spicchio di lime per un tocco di freschezza.

# Spuntini Salutari tra i Pasti

## Hummus di Ceci con Bastoncini di Verdure

**Ingredienti per 4 persone:**

**Per l'Hummus:**
1 lattina (400g) di ceci, sciacquati e sgocciolati
2 cucchiai di tahini
2 spicchi d'aglio, tritati
Succo di 1 limone
3 cucchiai di olio d'oliva extra vergine
1 cucchiaino di cumino in polvere
Sale e pepe nero q.b.
Acqua (se necessario per regolare la consistenza)

**Per i Bastoncini di Verdure:**
Carote, sedano e peperoni a strisce per

l'immersione.

**Valori Nutrizionali (per porzione di hummus):**

Calorie: circa 150

Proteine: 5g

Grassi: 9g

Carboidrati: 14g

Fibre: 4g

**Tempi di Preparazione:**

Preparazione: 15 minuti

Tempo di riposo: 30 minuti

**Preparazione Dettagliata:**

**Preparazione dell'Hummus:**

In un robot da cucina, unisci i ceci sciacquati, il tahini, l'aglio tritato, il succo di limone, l'olio d'oliva, il cumino, il sale e il pepe nero.

Frulla gli ingredienti fino a ottenere una consistenza cremosa. Se necessario, aggiungi acqua poco per volta per raggiungere la consistenza desiderata.

Assaggia e aggiusta il sale e il pepe secondo il tuo gusto.

Trasferisci l'hummus in una ciotola e lascia riposare in frigorifero per almeno 30 minuti.

**Preparazione dei Bastoncini di Verdure:**

Taglia le carote, il sedano e i peperoni a strisce lunghe e sottili, perfette per intingere nell'hummus.

**Servizio:**

Disponi l'hummus in una ciotola e decora con un filo di olio d'oliva e una spolverata di cumino.

Accompagna l'hummus con i bastoncini di verdure.

**Varianti:**

Hummus con Pomodoro e Basilico: Aggiungi pomodori secchi e basilico per un tocco mediterraneo.

Hummus con Peperoncino: Aggiungi peperoncino rosso per un tocco piccante.

**Consigli:**

Puoi preparare l'hummus in anticipo e conservarlo in frigorifero per alcuni giorni.

Servi con bastoncini di verdure freschi per un'opzione leggera e salutare.

Guarnisci con prezzemolo fresco o semi di sesamo tostati prima di servire.

# Guacamole con Chips di Mais Integrali

**Ingredienti per 4 persone:**

**Per il Guacamole:**
3 avocado maturi
1 pomodoro medio, senza semi e tagliato a cubetti
1 cipolla rossa media, tritata finemente
Succo di 1 lime
1 spicchio d'aglio, tritato
Coriandolo fresco, tritato
Sale e pepe nero q.b.

**Per i Chips di Mais Integrali:**
1 confezione di chips di mais integrali o tortillas integrali, tagliate a triangoli

**Valori Nutrizionali (per porzione di guacamole):**
Calorie: circa 200
Proteine: 3g
Grassi: 16g
Carboidrati: 15g
Fibre: 9g

**Tempi di Preparazione:**
Preparazione: 15 minuti

**Preparazione Dettagliata:**

**Preparazione del Guacamole:**

In una ciotola capiente, schiaccia gli avocado con una forchetta fino a ottenere una consistenza cremosa.

Aggiungi il pomodoro a cubetti, la cipolla rossa tritata, il succo di lime, l'aglio tritato e il coriandolo fresco.

Mescola bene tutti gli ingredienti fino a ottenere un guacamole omogeneo.

Aggiusta il sapore con sale e pepe nero secondo il tuo gusto.

## Preparazione dei Chips di Mais Integrali:

Riscalda il forno a 180°C.

Disponi i triangoli di tortilla integrale su una teglia.

Cuoci in forno per circa 10-12 minuti o fino a quando i chips sono croccanti.

## Servizio:

Trasferisci il guacamole in una ciotola da servizio.

Accompagna il guacamole con i chips di mais integrali.

## Varianti:

**Guacamole Piccante:** Aggiungi peperoncino tritato o salsa piccante per un tocco di calore.

**Guacamole con Mais:** Aggiungi mais dolce per una dolcezza extra e una consistenza croccante.

## Consigli:

Servi il guacamole fresco per mantenere i sapori

vibranti.

Prova a preparare i tuoi chips di mais integrali in casa per un'opzione ancora più salutare.

Guarnisci con fette di lime e foglie di coriandolo fresco prima di servire.

# Mandorle Tostate con Miele e Cannella

**Ingredienti per 4 persone:**
2 tazze (circa 240g) di mandorle intere
2 cucchiai di miele
1 cucchiaino di cannella in polvere
1/2 cucchiaino di vaniglia (facoltativo)
Pizzico di sale

**Valori Nutrizionali (per porzione):**
Calorie: circa 200
Proteine: 7g
Grassi: 17g
Carboidrati: 10g
Fibre: 3g

**Tempi di Preparazione:**
Preparazione: 5 minuti
Cottura: 15 minuti

**Preparazione Dettagliata:**

**Preriscalda il Forno:**

Accendi il forno a 160°C.

**Prepara le Mandorle:**

In una ciotola, mescola le mandorle con il miele, la cannella, la vaniglia (se usata) e il pizzico di sale. Assicurati che le mandorle siano ben rivestite dalla miscela.

### Stendi le Mandorle sulla Teglia:

Distribuisci uniformemente le mandorle su una teglia foderata di carta da forno.

### Cuoci in Forno:

Inforna le mandorle nel forno preriscaldato per circa 15 minuti o finché diventano leggermente dorati. Mescola le mandorle a metà cottura per garantire una tostatura uniforme.

### Raffredda e Servi:

Togli le mandorle dal forno e lasciale raffreddare completamente. Si asciugheranno ulteriormente durante il raffreddamento.

### Conserva:

Conserva le mandorle tostate in un contenitore ermetico una volta raffreddate completamente.

### Varianti:

**Mandorle al Cacao:** Aggiungi una spolverata di cacao in polvere per un tocco di cioccolato.

**Mandorle Salate e Dolci:** Aggiungi un pizzico di sale marino per un contrasto di sapori.

**Consigli:**

Controlla attentamente le mandorle durante la cottura per evitare che si brucino.

Sperimenta con diverse spezie come zenzero o pepe di Cayenna per aggiungere complessità al sapore.

Servi le mandorle tostate come spuntino o aggiungile a insalate e cereali per un tocco croccante.

# Yogurt Greco con Frutti di Bosco e Granola

**Ingredienti per 4 persone:**
2 tazze di yogurt greco naturale
1 tazza di frutti di bosco misti (fragole, mirtilli, lamponi)
1 tazza di granola

Miele o sciroppo d'acero a piacere
Noci o mandorle tritate (opzionale)
Foglie di menta per guarnire (opzionale)

**Valori Nutrizionali (per porzione):**
Calorie: circa 250
Proteine: 15g
Grassi: 10g

Carboidrati: 25g
Fibre: 5g

**Tempi di Preparazione:**
Preparazione: 5 minuti

**Preparazione Dettagliata:**

### Prepara gli Ingredienti:

Lavare e tagliare i frutti di bosco, se necessario.

Se usi granola fatta in casa, assicurati di averla pronta.

### Assembla le Porzioni:

In ogni coppetta o bicchiere, metti uno strato di yogurt greco.

Aggiungi uno strato di frutti di bosco sopra lo yogurt.

### Aggiungi la Granola:

Spargi uno strato di granola sulla parte superiore dei frutti di bosco.

### Ripeti gli Strati:

Ripeti il processo per creare uno strato

aggiuntivo, se lo desideri.

## Aggiungi il Dolce:

Aggiungi miele o sciroppo d'acero a piacere per dolcificare, se necessario.

## Guarnisci e Servi:

Se preferisci, guarnisci con noci o mandorle tritate e foglie di menta per un tocco fresco.

## Varianti:

**Yogurt con Cereali:** Sostituisci la granola con cereali integrali per una variazione leggera.

**Frutti di Bosco Freschi:** Utilizza frutti di bosco freschi o congelati in base alla disponibilità.

**Yogurt alla Vaniglia:** Usa yogurt alla vaniglia per un tocco dolce in più.

## Consigli:

Prepara gli ingredienti in anticipo e assembla prima di servire per mantenere la croccantezza della granola.

Adatta la dolcezza aggiungendo più o meno miele o sciroppo d'acero in base ai tuoi gusti.

Sperimenta con diversi tipi di yogurt e frutti per mantenere la colazione fresca e interessante.

# Tzatziki con Bastoncini di Cetriolo

**Ingredienti per 4 persone:**

**Per il Tzatziki:**
2 tazze di yogurt greco naturale
1 cetriolo, sbucciato, senza semi e grattugiato
2 spicchi d'aglio, tritati finemente
1 cucchiaio di menta fresca, tritata
1 cucchiaio di prezzemolo fresco, tritato
Succo di 1/2 limone
Sale e pepe nero q.b.

**Per i Bastoncini di Cetriolo:**
2 cetrioli, lavati e tagliati a bastoncini

**Valori Nutrizionali (per porzione di Tzatziki):**
Calorie: circa 80
Proteine: 5g
Grassi: 3g
Carboidrati: 8g
Fibre: 1g

**Tempi di Preparazione:**
Preparazione: 15 minuti
Tempo di riposo: 30 minuti in frigorifero

**Preparazione Dettagliata:**

**Preparazione del Tzatziki:**

In una ciotola, unisci lo yogurt greco, il cetriolo grattugiato, l'aglio tritato, la menta, il prezzemolo e il succo di limone.

Mescola bene tutti gli ingredienti fino a ottenere una consistenza omogenea.

Aggiusta il sapore con sale e pepe nero secondo il tuo gusto.

Copri la ciotola e lascia riposare in frigorifero per almeno 30 minuti per permettere ai sapori di amalgamarsi.

## Preparazione dei Bastoncini di Cetriolo:

Taglia i cetrioli a metà per la lunghezza e poi a bastoncini.

## Servizio:

Trasferisci il Tzatziki in una ciotola da servizio.

Servi il Tzatziki accompagnato dai bastoncini di cetriolo.

## Varianti:

Tzatziki con Yogurt al Cocco: Utilizza yogurt al cocco per un tocco esotico.

Tzatziki con Erbe Miste: Aggiungi erbe miste come basilico o coriandolo per una variazione di sapore.

**Consigli:**

Lascia riposare il Tzatziki in frigorifero per almeno 30 minuti prima di servire per intensificare i sapori.

Servi con bastoncini di cetriolo freschi come spuntino leggero o come salsa per piatti a base di carne.

# Mela con Burro di Mandorle

**Ingredienti per 4 persone:**
4 mele (preferibilmente varietà dolci come le mele Pink Lady o Fuji)
4 cucchiai di burro di mandorle
Granola (opzionale, per guarnire)
Noci tritate (opzionali, per guarnire)
Cannella in polvere (opzionale, per guarnire)

**Valori Nutrizionali (per porzione):**
Calorie: circa 180
Proteine: 3g
Grassi: 8g
Carboidrati: 28g
Fibre: 5g

**Tempi di Preparazione:**
Preparazione: 5 minuti
Cottura: 5-10 minuti

**Preparazione Dettagliata:**

**Prepara le Mele:**

Lava e asciuga bene le mele. Taglia via la parte superiore di ogni mela, creando una sorta di "cappuccio".

## Estrai il Nocciolo:

Con un coltello o un utensile specifico, rimuovi il torsolo e crea uno spazio al centro di ogni mela.

## Riempimento con Burro di Mandorle:

In ogni mela, inserisci 1 cucchiaio di burro di mandorle nel centro precedentemente creato.

## Cottura:

Disponi le mele su una teglia foderata di carta da forno e cuoci in forno preriscaldato a 180°C per circa 5-10 minuti, o finché le mele diventano tenere.

## Servizio:

Trasferisci le mele nei piatti da dessert.

Guarnisci con granola, noci tritate o una spolverata di cannella, se desiderato.

## Varianti:

**Mela con Cannella e Zucchero di Canna:** Prima di cuocere, cospargi le mele con un mix di cannella e zucchero di canna per un tocco dolce e speziato.

**Mela con Yogurt:** Aggiungi uno yogurt greco naturale sopra il burro di mandorle per un tocco cremoso.

**Consigli:**

Assicurati di utilizzare burro di mandorle puro senza aggiunta di zuccheri o oli idrogenati.

Controlla la cottura delle mele per evitare che diventino troppo morbide.

Puoi personalizzare ulteriormente il ripieno aggiungendo uvetta, semi di chia o cioccolato fondente al burro di mandorle.

## Salsa di Pomodoro Fresco con Bruschette Integrali

**Ingredienti per 4 persone:**

**Per la Salsa di Pomodoro:**
8 pomodori maturi, tagliati a cubetti
2 spicchi d'aglio, tritati finemente
1 cipolla, tritata finemente
2 cucchiai di olio d'oliva

extra vergine

Sale e pepe nero q.b.

Basilico fresco, tritato (per guarnire)

## Per le Bruschette Integrali:

4 fette di pane integrale

2 cucchiai di olio d'oliva extra vergine

1 spicchio d'aglio, pelato

Sale q.b.

**Valori Nutrizionali (per porzione):**

Calorie: circa 200

Proteine: 5g

Grassi: 8g

Carboidrati: 30g

Fibre: 6g

**Tempi di Preparazione:**

Preparazione: 15 minuti

Cottura: 20-25 minuti

## Preparazione Dettagliata:

## Preparazione della Salsa di Pomodoro:

In una padella capiente, scaldare l'olio d'oliva a fuoco medio.

Aggiungere l'aglio tritato e la cipolla. Rosolare finché la cipolla diventa trasparente.

Aggiungere i pomodori tagliati a cubetti e cuocere a fuoco medio-basso fino a quando i pomodori si disfano e la salsa si addensa leggermente.

Condire con sale e pepe nero a piacere. Aggiungere basilico fresco tritato alla fine.

## Preparazione delle Bruschette Integrali:

Preriscaldare il forno a 180°C.

Disporre le fette di pane integrale su una teglia da forno.

Spennellare ciascuna fetta con olio d'oliva e strofinare uno spicchio d'aglio sulla parte superiore.

Aggiungere un pizzico di sale.

Cuocere in forno per 8-10 minuti o finché il pane diventa croccante.

## Servizio:

Disporre le bruschette su un piatto da portata.

Versare generosamente la salsa di pomodoro fresco sopra ogni fetta di pane.

## Varianti:

**Aggiunta di Formaggio:** Aggiungere formaggio grattugiato come Parmigiano o Pecorino sopra la salsa di pomodoro prima di servire.

**Bruschette con Avocado:** Aggiungere fette di avocado fresco sopra la salsa di pomodoro per un tocco cremoso.

**Consigli:**

Utilizza pomodori maturi e di alta qualità per ottenere una salsa ricca e saporita.

Sperimenta con erbe fresche come origano o rosmarino per arricchire il sapore della salsa.

Servi le bruschette come antipasto o come spuntino leggero durante la giornata.

# Uova Sode con Avocado

**Ingredienti per 4 persone:**

8 uova

2 avocado, sbucciati, snocciolati e tagliati a fette

Sale e pepe nero q.b.

Peperoncino rosso tritato (opzionale, per guarnire)

Semi di sesamo (opzionali, per guarnire)

Prezzemolo fresco, tritato (per guarnire)

**Valori Nutrizionali (per porzione):**

Calorie: circa 250

Proteine: 15g

Grassi: 18g

Carboidrati: 9g

Fibre: 7g

**Tempi di Preparazione:**

Preparazione: 10 minuti

Cottura delle uova: 10 minuti

## Preparazione Dettagliata:

### Preparazione delle Uova Sode:

Metti le uova in una pentola e coprile con acqua fredda.

Porta l'acqua a ebollizione e lascia cuocere le uova per circa 8-10 minuti.

Scola le uova e raffreddale sotto acqua corrente fredda. Sbucciale delicatamente.

### Assemblaggio:

Taglia le uova a metà per il senso della lunghezza.

Disponi le fette di avocado su un piatto da portata e adagia sopra le mezze uova sode.

Condisci con sale e pepe nero a piacere.

### Guarnizione (opzionale):

Guarnisci con peperoncino rosso tritato, semi di sesamo e prezzemolo fresco tritato per un tocco di colore e sapore.

## Varianti:

**Uova alla Benedettina con Avocado:** Sostituisci le

uova sode con uova pochè e servi su una fetta di pane tostato con salsa olandese.

**Uova Sode con Guacamole:** Schiaccia gli avocado per crearne una base simile a guacamole e posiziona sopra le uova sode.

## Consigli:

Utilizza avocado maturi ma ancora leggermente fermi per una consistenza migliore.

Puoi personalizzare ulteriormente la ricetta aggiungendo erbe fresche o spezie al gusto.

# Smoothie Proteico al Cioccolato

**Ingredienti per 4 persone:**
2 banane mature, pelate e affettate
2 tazze di latte di mandorle (o qualsiasi latte a tua scelta)
4 cucchiai di proteine in polvere al cioccolato
2 cucchiai di burro di mandorle o di arachidi
2 cucchiai di cacao in polvere non zuccherato
1-2 cucchiai di sciroppo d'acero o miele (a seconda del tuo gusto)
Ghiaccio (facoltativo)

**Valori Nutrizionali (per porzione):**
Calorie: circa 250
Proteine: 20g

Grassi: 8g

Carboidrati: 30g

Fibre: 6g

## Tempi di Preparazione:

Preparazione: 5 minuti

## Preparazione Dettagliata:

### Assemblaggio degli Ingredienti:

Metti le banane affettate nel frullatore.

Aggiungi il latte di mandorle, le proteine in polvere al cioccolato, il burro di mandorle (o di arachidi), il cacao in polvere e lo sciroppo d'acero (o miele).

### Frullatura:

Frulla tutti gli ingredienti fino a ottenere una consistenza liscia e cremosa.

Se desideri una consistenza più densa, aggiungi del ghiaccio e frulla nuovamente.

### Servizio:

Versa il smoothie in bicchieri o bottiglie.

## Varianti:

**Aggiunta di Spinaci:** Per una spinta di nutrienti, aggiungi una manciata di spinaci freschi al frullatore.

**Top con Granola:** Guarnisci il smoothie con una

generosa cucchiaiata di granola per una croccantezza extra.

**Consigli:**

Assicurati che le banane siano mature per un tocco naturale di dolcezza.

Personalizza la quantità di proteine in polvere in base alle tue esigenze nutrizionali.

Sperimenta con diverse tipologie di latte (cocco, soia, avena) per variare il sapore.

Per un tocco più fresco, aggiungi cubetti di ghiaccio prima di frullare.

# Ceci Croccanti al Curry

**Ingredienti per 4 persone:**

2 lattine (circa 480g) di ceci precotti, scolati e sciacquati

2 cucchiai di olio d'oliva extra vergine

1 cucchiaio di polvere di curry

1/2 cucchiaino di paprika dolce

1/2 cucchiaino di cumino in polvere

Sale e pepe nero q.b.

Scorza di limone grattugiata (opzionale, per guarnire)

**Valori Nutrizionali (per porzione):**
Calorie: circa 180
Proteine: 8g
Grassi: 7g

Carboidrati: 24g
Fibre: 7g

**Tempi di Preparazione:**
Preparazione: 5 minuti
Cottura: 25-30 minuti

**Preparazione Dettagliata:**

**Preriscaldare il Forno:**

Riscalda il forno a 200°C.

**Preparazione dei Ceci:**

Asciuga accuratamente i ceci precotti con carta da cucina.

In una ciotola, mescola i ceci con l'olio d'oliva, la polvere di curry, la paprika dolce, il cumino, il sale e il pepe nero. Assicurati che i ceci siano ben rivestiti.

**Cottura nel Forno:**

Distribuisci i ceci su una teglia da forno rivestita di carta pergamena in uno strato uniforme.

Cuoci nel forno preriscaldato per 25-30 minuti o fino a quando i ceci diventano croccanti, mescolandoli a metà cottura per garantire una doratura uniforme.

**Servizio:**

Sforna i ceci croccanti al curry e lasciali raffreddare leggermente.

Guarnisci con scorza di limone grattugiata, se desiderato.

**Varianti:**

**Ceci al Rosmarino e Sale:** Sostituisci le spezie con rosmarino fresco e sale grosso per una variante più classica.

**Ceci Piccanti:** Aggiungi un pizzico di pepe di Cayenna o peperoncino rosso in polvere per un tocco piccante.

**Consigli:**

Assicurati che i ceci siano ben asciutti prima di condire per ottenere una maggiore croccantezza.

Controlla i ceci durante la cottura per evitare che si brucino.

Servi i ceci croccanti come snack o come topping per insalate e zuppe.

# Appendice: Piani settimanali

## Piani Settimanali per Diverse Modalità di Dieta Intermittente

Segue una serie di piani settimanali adattati a varie modalità di dieta intermittente. Questi piani sono progettati per soddisfare le esigenze specifiche di ciascun approccio, garantendo una corretta distribuzione dei nutrienti durante i periodi di alimentazione e di digiuno. Ecco alcuni esempi per le modalità più comuni:

**Piano Settimanale per la Finestra Classica 16/8:**

**Giorni di Digiuno:** Lunedì, Mercoledì, Venerdì

**Colazione:** Smoothie Proteico

**Pranzo:** Insalata di Quinoa

**Spuntino Pomeridiano:** Frutta Fresca

**Cena:** Pollo al Curry con Latte di Cocco

**Piano Settimanale per la Dieta 5:2 - Alternanza Calorica:**

**Giorni di Digiuno:** Martedì e Giovedì (limitati a 500-600 calorie)

**Altri Giorni:** Alimentazione Equilibrata

**Esempio di Pranzo:** Insalata di Wrap di Pollo e

Avocado

**Esempio di Cena** (giorno di digiuno): Zuppa Detox al Cavolo e Zenzero

**Piano Settimanale per il Digiuno a Intervalli - Adattamento Creativo:**

**Finestra di Alimentazione**: 10:00 - 18:00 (8 ore)

**Colazione**: Pancakes Integrali con Sciroppo d'Acero e Frutta

**Pranzo**: Polpette di Turchia con Salsa di Yogurt al Limone

**Cena**: Insalata di Couscous con Verdure Arrostite

**Piano Settimanale per il Digiuno Occasionale - Flessibilità a Sprazzi:**

**Digiuno Occasionale**: Una volta alla settimana

**Altri Giorni**: Alimentazione Equilibrata

**Esempio di Spuntino:** Hummus di Ceci con Bastoncini di Verdure

Questi piani settimanali ti offrono una guida pratica su cosa mangiare durante i tuoi periodi di alimentazione, aiutandoti a mantenere l'equilibrio nutrizionale mentre segui la tua modalità preferita di dieta intermittente.

Adatta i pasti alle tue preferenze e ascolta il tuo corpo mentre sperimenti con la dieta intermittente.

***<u>Buon viaggio verso il benessere!</u>***

# Ringraziamenti

Ringrazio di cuore il mio team di supporto, che ha lavorato instancabilmente per rendere questo progetto una realtà. Ogni contributo, grande o piccolo, ha portato valore e profondità a questa pubblicazione.

Un ringraziamento speciale va a tutti coloro che hanno condiviso le proprie storie di successo con la dieta intermittente. Le vostre esperienze hanno arricchito questo libro e hanno reso possibile una comprensione più approfondita degli impatti positivi di questa pratica.

Ringrazio i professionisti della salute e della nutrizione che hanno gentilmente condiviso le loro conoscenze e hanno arricchito il libro con informazioni scientifiche accurate e approfondite.

Infine, desidero ringraziare i lettori. Questo libro è stato scritto con l'obiettivo di ispirare e guidare verso uno stile di vita più sano, e spero che possa essere uno strumento prezioso nel vostro percorso di benessere.

## _Grazie_